2024年4月より作成義務化！

訪問看護ステーションのBCP作成・活用ブック

著
多摩大学 医療・介護ソリューション研究所 副所長
石井 富美

ダウンロードして使えるBCPカード掲載

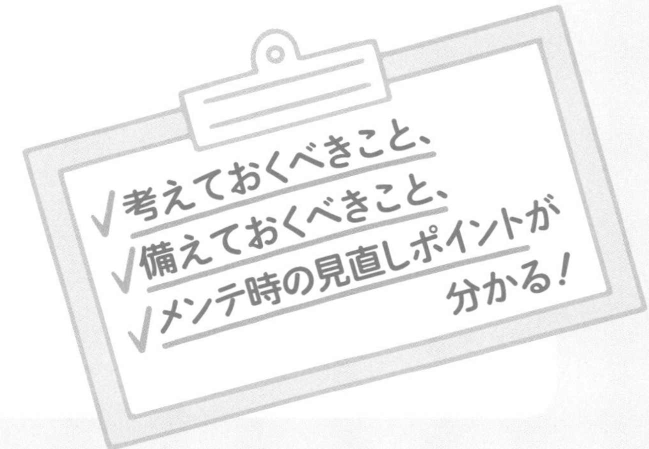

MC メディカ出版

はじめに

自然災害や感染症の流行など、予期せぬ事態が私たちの生活に大きな影響を与えることが増えています。一方、地域包括ケアの推進で、在宅療養される方々は増えており、地域社会の中で重要な役割を担う訪問看護ステーションにおいては、こうした非常事態に迅速かつ的確に対応するための準備が欠かせません。本書は、そのような備えとして「事業継続計画（BCP: Business Continuity Plan）」の作成と活用に焦点を当てています。

BCP の策定は、単に書類を整えるだけではありません。災害時においては、限られた人的資源、物品などを用いて、サービス提供の優先順を的確に捉え、従業員の安全を確保しつつ、継続して利用者に必要なサービスを提供する必要があります。本書では、訪問看護ステーションの現場で活用できるよう、実際の状況を想定した実践的なアプローチと手順を分かりやすく解説しています。また携帯に便利な BCP カードのサンプルも用意しました。

BCP を活用するためには、定期的な見直しや訓練が不可欠です。本書を通じて、BCP の策定だけでなく、その効果的な運用についても理解を深め、いざという時に確実に対応できる体制を整えることを目指しています。

2024 年度からは、感染症対応も含めたBCPの作成、運用が義務化されています。訪問看護の現場で働く皆様が、本書を手に取ることで、より安心して利用者やご家族の方々に質の高いサービスの提供を行う一助となれば幸いです。

2024 年 8 月

石井 富美

目次

1章

BCPの
基本の考え方

BCPの基本の考え方

1 BCPとはなんだろう

近年、我が国では大きな自然災害が多く発生し、また2020年からは新型コロナウイルス感染症が猛威を振るい、経済的にも社会的にも大きな影響を与えました。このようななか注目を集めたのがBCPです。

BCPとは、ビジネスコンティニュープラン（Business Continuity Plan）の略称です。これは「事業継続計画」という意味です（図表1-1）。企業や工場、病院や介護施設など、業種を問わず突発的な非常事態下でも重要な業務を中断させないよう準備し、もし中断せざるを得ない場合でも優先業務を実施するために、あらかじめ検討した方針、体制、手順などを示した計画となります。BCPを事前に策定しておくことで、緊急事態に混乱せずに対処することができ、被害を最小限に抑えることができます。

2021年度の介護報酬改定により、訪問看護事業者はBCPを策定することとされ、2024年4月から義務化となりました。

BCPとはBusiness Continuity Planの略称

自然災害や事故等の非常事態下で、
通常通りの業務を実施することが困難になった場合、
業務を中断させないように準備するとともに、
中断した場合であっても、優先業務を実施するため、
あらかじめ検討した方針、体制、手順等を
示した計画のことです。

つまり、訪問看護ステーション運営の
リスクマネジメントです

図表 1-1 BCPとは

2 訪問看護ステーションのリスクマネジメントとクライシスマネジメント

1）訪問看護ステーションのリスク

BCPとは言い換えれば、訪問看護ステーションのリスクマネジメントのことです。

訪問看護ステーションのリスクにはどのようなものがあるでしょうか？　まず、すぐ思い浮かぶのが医療リスクでしょう。そのほか、訪問看護師は利用者の自宅に移動して看護を提供しますから移動途中に事故や災害に遭うリスクもあります。また、個人情報の漏洩やステーションがサイバー攻撃を受けるといった社会的リスクも考えられます。そのほか、スタッフの突然の退職、利用者の減少などの経営リスク、あるいは物価の上昇や賃金の上昇などの財務的リスクもあります（図表1-2）。

こうした多くのリスクに対して、訪問看護事業者は事業を継続するために何をすべきかを事前に考え、計画を立案し、準備をしておく必要があるのです。

訪問看護ステーションが直面するリスクは
医療リスクだけではありません

事故　災害　経営　社会

図表 1-2 訪問看護ステーションのリスク

2）リスクマネジメントとクライシスマネジメント

先に挙げたようなリスクへの準備をリスクマネジメントと言い、実際に災害や対処困難な事象が起きたときの対応をクライシスマネジメントと言います。

● リスクマネジメント

リスクマネジメントとは、あらかじめ危険を予測して、事故が発生した場合の対応策を考え、周知する活動のことです。リスクマネジメントには、計画を立てるだけではなく周知する活動も含まれていることに注意しておきましょう。

訪問看護ステーションでは、日頃の業務でも、医療安全や感染対策など十分なリスクマネジメント計画を立てていると思います。しかし、医療安全基準を策定し、対応マニュアルを作ったとしても、それが周知されていなければ、実際に医療事故が起こったときに対応することはできません。

たとえば感染管理で、吐しゃ物の処理方法の手順を統一し、マニュアルを作ったとします。いくらすぐれたマニュアルを作っても、それを実行できなくては意味がありません。マニュアルの存在・内容を研修などを通してスタッフに周知徹底しておくことまでが必要なのです。

リスクマネジメントは、周知する活動までをしっかりと行うことが重要です。

● **クライシスマネジメント**

クライシスマネジメントとは、事故や災害などが実際に発生した場合に、リスクマネジメントとして計画した対応策を実行する活動のことです。たとえば、医療事故が発生した後の院内対応や、大規模停電時の緊急対応などが、クライシスマネジメントにあたります。

まだ記憶に新しいところですが、新型コロナウイルスの感染拡大防止など、大きな困難は一事業所が尽力したところでどうにもならず、社会全体の動きのなかでのクライシスマネジメントを実行しなければなりません。外部の環境の変化といった情報を収集し、行政などと連携を取って進めていく必要があります。また、実際に非常事態に直面した際に、冷静に対応できるよう、また周囲の状況を確認しながら対応できるように、あらかじめ準備をし、研修を行っておくことも重要です。

3 訪問看護業務のリスク

では、実際に訪問看護ステーションが直面するリスクについて、一つひとつ見ていきましょう。まずは訪問看護業務に関わるリスクです。これには、ケアにかかわるリスク、移動中のリスク、訪問宅でのリスクなどが考えられます。

1）ケアにかかわるリスク

ケアに関わるリスクは、主に利用者のリスクとなります。

まず、利用者の自宅の環境によっては、転倒のリスクが挙げられるでしょう。

訪問看護師であれば、訪問看護を行うときにそれらのリスクも考えて看護計画を立てたり、実際の看護提供の場で周囲の環境を見ながら看護を行っていると思います。

また、転倒以外にも急変のリスクもあります。訪問中に利用者が急変した場合の対処方法、もちろん看護師としてその場でできることもありますが、医師に連絡をした方がよいのか、救急車が必要なのか、あるいは訪問看護ステーションに連絡をし、応援の看護師に来てもらうかなど、そのときの状況によって取らなくてはいけない最適策があります。それらを事前にさまざまなケースを想定しておいて、対応策を考えていくことも必要になります。

感染管理も同様です。感染させない、そして自分自身も感染することがないような、あらかじめの準備をする必要がありますが、それを感染マニュアルなどに整えていることが重要です。

訪問看護業務に関わるリスクに関しては、医療安全マニュアルや感染管理マニュアルをしっかりと整えていくことが大切だと言えるでしょう。

また、訓練方法としては、KYT 危険予知トレーニングを行ったり、訪問中のヒヤリハットを収集し、情報を共有し、事前に対応する。そして、自分たちで事例検討を行い、対応策を考えるというような活動も重要になります。さらに、実際にインシデントやアクシデントが起こってしまったときの報告をしっかり整えるとともに、その内容を分析し、次の事故が起こらないような対応を考えておくことも必要になるでしょう。

事例検討会などは、重要かつ効果的な取り組みですので、ぜひリスク管理の一環として行っていくとよいでしょう。

2）移動中のリスク

移動中のリスクは、訪問看護師それぞれが考えなくてはいけないリスクです。

訪問看護では、車や自転車を用いて利用者の自宅に移動しますが、その途中での交通事故のリスクがあります。自分たちが起こしてしまうリスクだけでなく、巻き込まれるリスクもあります。

また１人で行動することが多いので、何らかの暴力行為などのトラブルに遭遇するようなことがあるかもしれません。災害に巻き込まれる危険もあります。

看護の提供は大切ですが、一番は職員の安全です。

訪問のための移動中、通勤途中やプライベートのときも、訪問看護師はさまざまなリスクにさらされていますので、その対応を行っていくことも大事です。防犯のためのブザーを訪問看護師に持たせているようなステーションもありますので、ぜひいろいろな対策を考えておくとよいでしょう。

また、何らかの事故に遭ってしまったとき、管理者への連絡方法や対応策をしっかりと定めて、それをマニュアルとして整えておくことも大切です。それに加えて、いざというときにとっさの行動が取れるように日頃から確認しておくことも欠かせません。

KYT 危険予知トレーニング…危険（KIKEN）、予知（YOCHI）、トレーニング（TRAINING）の頭文字を取った、職場や業務に潜む危険要因を予知し、対策を行う訓練のことです。

3）訪問宅でのリスク

訪問看護に特有とも言えるのが、訪問宅でのリスクです。あまり考えたくはないことですが、現実に起こっているという事実があります。例えば、訪問宅での利用者・家族からの暴力やハラスメントなどのリスクです。また、金銭の授受や、お菓子や物品の受け取りを強要されるなどは、看護師にとって心理的なリスクと言えるでしょう。

看護の提供は大切ですが、やはり一番は職員の安全です。

訪問看護では、通常、1人で利用者宅に行くことになりますので、対応に困る場面はたくさんあると思います。そのようなときにどのように対応すべきか、また何らかの業務以外のことを強要されたときに、どのように断るべきか、また危機が迫ったときに、外部に連絡をする方法を常に備えておくこと、管理者への連絡方法や対応策、そしてそのときのマニュアルなども整えておくことが必要になります。

医療現場や介護の現場でも、利用者や家族からの暴言、暴力、悪質なクレームなどを受けることは珍しくありません。これは看護師の身に実際に危険が及ぶことでもあると同時に、職場の心理的安全性の確保にもかかわってきます。しっかりとした対策を考えておきましょう。

また、看護以外の業務には応じられないこと、看護の妨げになるような行為は看過できないことを、はっきりと利用者・家族に伝えることも大切です。そのためのマニュアルを整えておきましょう。

4）ステーション運営のリスク

● 法令違反・雇用関係にかかわるリスク

運営に関するリスクとしては、まず、法令違反や雇用の問題などが挙げられるでしょう。

法令違反については、医療・介護従事者は、さまざまな身分法や薬事法、そして、医師法、医療法などの制限の中で仕事をしています。その法令にしっかりと則った看護を提供するように、常に行動を律し、スタッフを見守る必要があります。普段意識することは少ないかもしれませんが、医療職の業務には、労働基準法や労働安全衛生法、廃棄物の処理に関わる法律なども関わってきて、実に100種以上のさまざまな法律制限の中で仕事をしているのです。一つひとつをつぶさに覚えていくことは難しいことかもしれませんが、自分たちに関わるところ、また医療廃棄物の処理などで、法令違反が発生することがないように、この点もしっかりとした確認とマニュアルを整えていくことが必要になります。また、診療報酬の請求、介護報酬の請求なども、意図せずに不正請求になってしまっていることがあります。返戻につながりステーションの経営に影響をおよぼす場合もありますので、制度をしっかり理解しておくことが大切です。

さらに、ステーション運営のリスクとして雇用関係のリスクもあります。これは実はステーション運営上の非常に大きな問題かもしれません。管理者として、ステーション内の人間関係や一人ひとりの体調、心の状態に常に気を配っておくことも必要になります。また、女性の多い職場でもあるので、ライフイベントなどへの対応も必要になってくるでしょう。そのようなときに、しっかりと管理者とスタッフが連絡を取ることができるか、事前に状況の把握をすることができるような環境を作っておくこともリスク管理のひとつです。言うまでもなく、ハラスメントや暴力はあってはならないことですし、何らかの職場のトラブルで集団離職などが起こってしまうと、ステーションの運営が滞ってしまうことにもなります。管理者として職員の状況をしっかりと把握することができるように、面談の機会を定期的に持つ、また相談しやすい環境を作るなどのリスク対応が必要になってくることでしょう。

● 社会的信用にかかわるリスク

訪問看護ステーションでは、社会的信用に関係するリスクもあります。

例えば情報漏洩です。個人情報の漏洩、電子カルテなどを使っている場合のシステム障害、そして、看護師などの不用意な言葉から生じる風評被害などもステーション運営の社会的信用を失う大きなリスクになります。信用を築くのは時間がかかりますが、失うときは一瞬です。スタッフへの十分な教育が必要になるところです。まずは情報漏えいが起こらないようにルールを作り、それを徹底していくことが重要です。このためには、常に危機意識を持つことも大切となるため、一人ひとりの意識を高めていくような取り組みをしていきましょう。

セキュリティは、信頼のできるシステムを使用することが必要になります。経営規模の小さい訪問看護ステーションでは、セキュリティに関わる費用はどうしても後回しになりがちですが、現在のステーションでは、ICT を活用し、クラウドなども利用しながら、他施設とも情報連携をしながら仕事をすることが必須です。そのため、セキュリティにしっかりと費用をかけ、リスク管理を行っていくことも重要になってきています。

● 事業継続にかかわるリスク

ステーション運営のもうひとつの側面に事業継続というものがあります。これは本書のテーマとなっている BCP（ビジネスコンティニュープラン）につながるところですが、事業継続のリスク管理は 災害 だけではなく、例えば収支の状況の把握であるとか、損益分岐をしっかり把握し収入と支出をしっかり管理するというような、いわゆる経営管理も事業継続における最大のリスク管理のひとつになります。

BCP は事業継続のための計画であり、ごく一部――災害など――のためのものという認識があるかもしれませんが、ここまで述べてきたさまざまなステーション運営のリスク管理をすべて統合して、災害を考えていくことになります。

災害時や事故発生時などに対しどのように自分たちが行動するか、そして訪問看護をどのように維持継続するかという視点で考えていきましょう。

なお、自然災害には、台風や大雨、地震、大規模停電、そして最近の感染症のアウトブレイクなどさまざまなものがあります。事業をいかに維持するかということも大切ですが、管理者自身の事故があった場合のことも考えておく必要があります。

4 BCP 義務化の背景

BCPの策定が義務となった背景の一つには、新型コロナウイルス感染症のパンデミックがあります。新型コロナウイルス感染症が猛威を振るっていたころ、訪問看護が提供できなくなるような事象に遭遇したステーションも少なくないでしょう。例えば、看護師の半分以上が感染してしまい、看護に行くことができなくなったり、また利用者に新型コロナが広がってしまい、訪問をしたくても自宅に入ることができないというような事態もあったかと思います。

そのような事態であっても、最低限必ずしなくてはいけないことは何か、そして優先的に訪問すべき利用者が誰で、少し時間をおいても問題ない利用者がどのような人かということをそれぞれのステーションで考え、最適な訪問計画を立てていたはずです。

2020年1月、我が国で最初の新型コロナウイルス感染症の感染者が確認された後、優先順位の高い業務を明確にし、優先順位の低い業務を後回しにするといった整理をした上でどう対応していくかという指針が公益財団法人日本訪問看護財団によって示されました（図表 1-3）。これは、まさしくBCPのベースになるものです。

1．平時から訪問看護ステーションとして対応すること

1）感染症に関する対応計画やマニュアルの策定、見直しをしましょう。

（1）感染症発症時について、優先順位の高い業務と低い業務を整理しておきます。

（2）感染症が広まった際、訪問するご利用者について、①従来通りの頻度で訪問するべき利用者、②訪問間隔を調整できる可能性のある利用者、③訪問を休止できる可能性のある利用者 に区分し、速やかに対応できるようにしておきます。

（3）例えば訪問看護ステーションのスタッフやその家族が新型コロナウイルス感染症罹患した際、就業制限等の対応が求められるのは罹患した本人のみです。訪問看護ステーションの運営に関する判断等は各事業所に委ねられます。ご利用者やスタッフに感染者が出た場合や多数のスタッフが濃厚接触者となった場合等、訪問看護ステーションの運営を継続・縮小・停止することについて、判断基準を設ける等しておきましょう。

（4）縮小・休止する等の際は、ご利用者の移行等、近隣の訪問看護ステーションとの連携が必要となります。日頃から近隣の訪問看護ステーションと連携体制を確保しておきましょう。

2）予め、ご利用者・ご家族へ紙面等で訪問看護ステーションとしての対策を説明しましょう。例えば、スタッフに体調不良者が出た場合、ご利用者とご家族への感染を防ぐ観点から、訪問が変更になる可能性があること等です。また、その際の代替案を計画しておきましょう。

3）スタッフは出勤前に体温測定等体調確認をし、人混みや公共交通機関を利用する際はマスクを着用し、出勤時は手洗い・うがい等を徹底しましょう。

4）スタッフは多数の人が集まるイベント等への参加を控えましょう。

5）可能な限り、訪問前にご利用者・ご家族に発熱等の症状がないかを電話等で確認します。

6）近隣の訪問看護ステーションや多職種と連携し、地域の最新情報収集や共有に努めましょう。

7）管理者は、スタッフへの感染防護具（マスク等）の十分な供給を行います。

【第１報】新型コロナウイルス感染症に関する訪問看護従事者の対応例（発信日：令和２年３月６日）より抜粋
色文字による強調は筆者による

図表 1-3 新型コロナウイルス感染症に関する訪問看護従事者の対応例[1)]

1）BCP のベースとなる考え方

地震や水害といった災害時も同様に以下のようなさまざまなことが起こります。

・ステーションにスタッフ全員が集まることができない

・看護師自身が被災し、訪問に出ることができない

・交通インフラが遮断されて、利用者宅に辿り着くのに時間がかかる

・停電や水道が止まる

特に停電などは、人工呼吸器を使っている利用者の命を守るために必ず訪問しなくてはなりません。また、同居家族のいない利用者であれば、安否確認に訪れる必要もあるでしょう。

このような災害時に、まず何をすべきか、そして優先すべきことはなにか、十分なマンパワーが得られなかったときに何をすべきか――こうしたことを考えておくことが、BCP のベースとなります。

2）診療報酬上でも評価されるように

ここでBCPの策定が義務化された背景をみてみましょう。

少しさかのぼりますが、BCP策定の義務化が明記されたのは2021年の介護報酬および2022年の診療報酬改定となります。その内容は、BCPの策定のみならず、委員会の開催、指針の整備、研修の実施、訓練（シミュレーション）、職員への周知、定期的な見直しの実施などとなっており、これは2024年4月より義務化となっています。

BCP自体はそれ以前からも存在していたものですが、新型コロナウイルスの感染拡大によりその重要性があらためて見直され、訪問看護ステーションを含め介護保険事業者に策定が義務付けされた形となります。「指定訪問看護の事業の人員及び運営に関する基準の一部を改正する省令」では、新設の項目として次のように加えられました[2)]。

業務継続計画の策定等

第二十二条の二　指定訪問看護事業者は、感染症及び非常災害の発生時において、利用者に対する指定訪問看護の提供を継続的に実施するための、及び非常時の体制で早期の業務再開を図るための計画（以下この条において「業務継続計画」という。）を策定し、当該業務継続計画に従い必要な措置を講じなければならない。

2　指定訪問看護事業者は、看護師等に対し、業務継続計画について周知するとともに、必要な研修及び訓練を定期的に実施しなければならない。

3　指定訪問看護事業者は、定期的に業務継 続計画の見直しを行い、必要に応じて業務継続計画の変更を行うものとする。

なお、2024年4月からの義務化というタイミングは、同じく2024年4月からスタートする第8次医療計画に併せるためのものです。

医療計画[3)]

・都道府県が、国の定める基本方針に即し、地域の実情に応じて、当該都道府県における医療提供体制の確保を図るために策定するもの
・医療資源の地域的偏在の是正と医療施設の連携を推進するため、昭和60年の医療法改正により導入され、都道府県の二次医療圏ごとの病床数の設定、病院の整

備目標、医療従事者の確保等を記載。平成 18 年の医療法改正により、疾病・事業ごとの医療連携体制について記載されることとなり、平成 26 年の医療法改正により「地域医療構想」が記載されることとなった。その後、平成 30 年の医療法改正により、「医師確保計画」及び「外来医療計画」が位置づけられることとなった。
計画期間
6 年間（第 7 次医療計画は 2018 年～ 2023 年度、現行の第 8 次医療計画は 2024 年～ 2029 年度）

● 新興感染症対策を加えて 6 事業に

これまでの医療計画は、以下の 5 疾病 5 事業の重点政策について、地域で行う取り組みの計画を立てていくものでした。

5 疾病… 5 つの疾病（がん、脳卒中、心筋梗塞等の心血管疾患、糖尿病、精神疾患）
5 事業… 5 つの事業（救急医療、災害時における医療、へき地の医療、周産期医療、小児医療（小児救急医療を含む））
疾病または事業ごとの医療資源・医療連携等に関する現状を把握し、課題の抽出、数値目標の設定、医療連携体制の構築のための具体的な施策等の策定を行い、その進捗状況等を評価し、見直しを行う[3)]。

前医療計画である第 7 次医療計画の途中で、新型コロナウイルス感染症の爆発的な感染拡大が起こり、そのとき、医療機関同士でしっかりと連携をし、すべての感染者を受け入れることができた地域と、連携がうまくいかず、医療を受けられない人が発生したり、搬送先が見つからずに入院の手続きに長い時間を要するような地域とが生じました。

つまり、感染対策への連携がうまくできた地域とそうでない地域が浮き彫りになったわけです。このことから、今後は感染症についても地域でしっかりと取り組む必要性が明らかになり、また、地域によって人口構造は異なりますので、各地域で対策を考える必要も出てきました。地域の事情や差異を考慮すると、国がひとつの指針を示すだけでは対応が難しいため、地域医療のなかで感染症対策についても考えなければならないのです。そのため、現行の第 8 次医療計画では、前述の 5 事業に新興感染症対策を加え、6 事業となっています（図表 1-4）。

5疾病…がん、脳卒中、心筋梗塞等の心血管疾患、糖尿病、精神疾患

6事業…救急医療、災害時における医療、へき地の医療、周産期医療、小児医療、新興感染症発生・まん延時における医療

図表 1-4 第8次医療計画で感染症が事業に追加される

● 診療報酬での評価

6事業目として加わった新興感染症対策のなかには、地域での連携や体制を整えることが盛り込まれており、前回の2022年度診療報酬改定でも地域の医療機関の連携を強化するような加算など（図表 1-5）が設けられ、地域連携を後押しする施策が打ち出されました。

感染対策向上加算	感染対策向上加算1の施設基準として、保健所、地域の医師会との連携、定期的に院内感染対策に関するカンファレンス開催、新興感染症の発生などを想定した訓練の実施などが義務付けられる
指導強化加算	平時からの連携を強化するものとして感染対策向上加算1を算定する病院が、感染対策向上加算2・3、あるいは外来感染対策向上加算を算定する医療機関に出向いて助言を行った場合に上乗せで算定できる
連携強化加算	感染対策向上加算2・3を算定する医療機関が、感染対策向上加算1を算定する病院に、定期的に院内の感染症発生状況などについて報告することで算定できる
外来感染対策向上加算	診療所、クリニック向けの加算。感染対策向上加算1の医療機関または地域の医師会が主催するカンファレンスに参加、新興感染症の発生時などの有事への対応を想定した地域連携の体制について、連携医療機関などとあらかじめ協議しておくことが義務付けられる

図表 1-5 地域連携を後押しする加算

これらは2024年度の診療報酬改定で見直しが行われ、たとえば感染対策向上加算では介護保険施設などとの連携の推進のため、「介護保険施設等から求めがあった場合に当該施設に赴き感染対策に関する実施指導、感染対策に関する助言を行い、研修を合同で実施することが望ましい」との規定が追加されています。

また、感染対策向上加算の感染制御チームの職員の専従業務として、「介護保険施設等からの求めに応じ、当該介護保険施設等に対する助言に係る業務を行う場合」が認められることになりました。

● 2024年度介護報酬改定では減算の事項も

BCPの策定義務化や地域連携を後押しする加算が追加される一方で、２０２４年度介護報酬改定では訪問看護ステーションに対して、BCP（業務継続計画）未実施減算が新設されました。

BCPは先述のとおり、2024年4月からは作成が完全義務化となっています。BCP（業務継続計画）未実施減算は、BCPを作成していない場合、基準違反となり、１年の経過措置期間を経て、2025年4月からは1%の減算が適用されることになります。

3）重要性の増す地域連携

国を挙げて地域包括ケアシステムの推進が進められているなか、病院などの医療機関ではなく住み慣れた地域で在宅療養をする方が増えていくことが予測されています。そして、超高齢化社会はさらに進展し、65歳以上人口が全体の34.8%を占めるようになるとされる2040年問題（図表1-6）に向けて在宅療養者が増えるとともに、在宅での看取りも増加していくことでしょう。

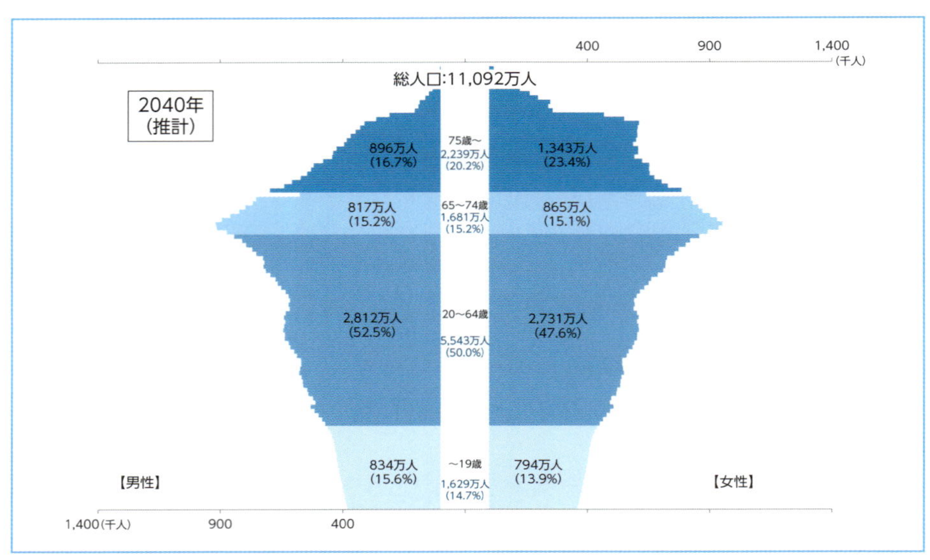

人口の多い世代が高齢化するため高齢期に膨らみのある縦に細長い形となる

図表 1-6 2040年の人口ピラミッド[4)]

高齢者が増えることにより、これからもパンデミックが高齢者医療に大きな影響を与えることが予想されます。そのようななかで、地域で役割分担をしていくことの重要性が地域医療構想でも示されています。在宅医療の分野では、それぞれの医療機関や拠点がしっかりと連携をしていくことが重要です。もちろん訪問看護ステーションも例外ではありません。地域のなかで自分たちがどのような役割を果たすのか明確に認識しておきたいものです。

これは平時だけの話ではありません。災害時でも地域の社会資源と連携し、役割を果たすという視点がBCPには求められます。そのため、地域の医療機関、介護保険事業所、行政と日頃から連携や調整をしながら、常にブラッシュアップや見直し（p81参照）を行うことをお勧めします。そしてなによりも、働くスタッフ一人ひとりの安全を確保することができるようなBCPを策定していきましょう。

5 既存のBCPを参考にしてみよう

BCPのベースの考え方を紹介したところで、論より証拠、実際のBCPの例を見てみましょう。

自然災害対策版（p22、図表1-7）と新型コロナウイルス感染症対策版（p24、図表1-8）の2種類のシートを示しました。これらの記入例のシートを見ることで、考えておくべき事柄や、まず何をしなくてはならないかがわかってくると思います。両シート共に、事業継続目標を明確にするところから始まります。その際のポイントが下記とされています[5) 6)]。

●自社の存続および事業継続において必須とされる製品やサービスなどにかかわる事業について具体的な目標を設定する。

・法律または規則によって緊急時の供給責任が問われる事業
（例：人命にかかわる事業、インフラ事業等、社会機能維持にかかわる事業など）

・売上や利益が全体比率において多数を占めている製品やサービスを中心とした事業

・利害関係者（取引先、消費者など）から緊急時の供給責任が求められる事業

大阪府 超 **簡易版BCP「これだけは！」シート（自然災害対**

従業者（社長・役員・従業員・パート・アルバイト・派遣社員等）とその家族を守るため、そして事業を継続させることで、地域・社

1．基本情報

企業名・屋号・工場名など	経営革新株式会社	所在地	大阪市住之江区南港北1-14-16	事業継
事業継続方針	・従業者（社長・役員・従業員・パート・アルバイト・派遣社員等）及び家族の人命安全を最優先とする。 ・事業継続に必要な体制を構築し、災害等の緊急事態の発生時においても製品・サービスの供給責任を果たす。			主な委 力会社

※「主な委

2．ハザードマップから考えるBCPの発動条件 自社の所在地の災害リスクをハザードマップで確認し、その結果をふまえてBCPの発動条件

ハザードマップを確認し、当社所在地で発生しうる災害リスクに「○」を記入					所
	○	地震	○	津波	
	○	洪水・高潮（外水氾濫）（注２）	—	内水氾濫（注２）	
	—	土砂災害（地滑り等）	—	液状化	

※「
実施

3．BCPの発動時の組織体制 緊急時の組織体制を事前に決定します。

従業者間の連絡方法	☐ メール ☑ SNS（LINE等でグループ作成） ☐ 電話 ☐ その他（ ） 従業者のご家族同士も安否確認の方法を決めておくことが大切です！			
BCP担当 社長（司令塔） ◎社長が対応できない場合に社長の代理として司令塔を担う方 ◎複数選任する場合は、継承順位も記載 1位 江坂 2位 桃山	① **情報担当責任者**	最新の災害及び被害に関する情報を収集するとともに社内外への情報発信を行う。	担当： 江坂	副担当： 中津
	② **供給担当責任者**	災害発生時・事業中断時における取引先や消費者に対する供給責任に関する対応を行う。	担当： 桃山	副担当： 中島
	③ **予算担当責任者**	災害発生時に必要とされる予算の管理を行う。（設備復旧費用・資金繰り等）	担当： 緑地	副担当： 南方
	④ **現場担当責任者**	災害発生時における現場での事業継続目標をふまえた初動対応及び復旧対策について対応を行う。（非常招集、安全確認、安否確認、応急処置、救護・救助） 部門（総務・製造ライン等）ごとに配置が必要な場合は複数名選任。	担当： 里中	副担当： 三国
	⑤ **特命担当責任者**	①～④の役割と責任の範囲外のことで、別途責任者を定める必要がある場合に、特命担当責任者を選任する。（例：法務等）	担当：	副担当：
就業時間外 発災時 参集メンバー	大阪社長、桃山、江坂、緑地、里中、田辺、王寺、阿倍	経営者層や管理職、担当等に加え、会社に速やかに参集できるメンバーをご記入ください。		
代替拠点	大手前営業所（予備オンラインバンキング用パソコンあり）TEL：06-****-****	MOBIO工業株式会社（業務提携先） TEL：06-****-****		
避難場所	○△総合公園	職場の安全が保てない場合（地震、津波、高潮、洪水、土砂災害、大規模火災など）の避難場所及び避難所の確認をしておいてください。災害種別によって個別に設定されている場合があります。		
避難所	○△小学校体育館			

4．発災時の出社・帰宅体制（休日含む） 従業者の出社・帰宅体制の確認と、自社独自ルールを決定します。（注５）

	原則（適用するものに☑）	自社独自ルール
出社・帰宅時間帯に発災	☑（出社時）原則、自宅待機又は自宅に戻る。職場に近い場合は職場へ。 ☑（帰宅時）原則、職場内待機又は職場に戻る。自宅に近い場合は自宅へ。 ☑ 駅等にいる場合は、公共交通機関等の指示に従う。長時間行き場がない場合は、避難所等へ避難する。 ☑ 職場以外の場合は、必ず会社に連絡する。	・「３．BCPの発動時の組織体制」及び「就業時間外 発災時 参集メンバー」のメンバーは安全が確保できれば会社に参集。 ・上記メンバー以外の従業者は上長から指示があるまでは自宅待機。
就業時間外に発災（休日等）	☑ 自宅待機。 ☑ 身の安全を優先したうえで、「就業時間外 発災時 参集メンバー」は出社。	・「就業時間外 発災時 参集メンバー」以外の従業者は上長から指示があるまでは自宅待機。

上記ルールは、発災後、すぐに逃げないといけないような津波等の災害の場合は除きます。（人命の安全確保が最優先です。）

津波浸水想定区域に職場がある場合…津波警報・避難指示等が発令されたら、備蓄物資があっても内陸側の高台に避難！（ただし時間がない場合は、とにかく高い所へ！）

5．減

5－1．

備
飲
簡

5－2．
従業者や
組む。従

5－3．
☑ 火
☐ 生

6．B

「担当」欄

従業者の
来訪者の
自社の被 把握
主な委託 状況の把
事業継続 えた早期 組み

◎宣言
☑ 職場
2
☑ 帰

当社の

図表 1-7 自然災害対策版

自然災害対策版）

策定・最終更新日： ２０２２ 年 １月 １７日

継続させることで、地域・社会に貢献するため、このシートを策定します。

記入例

-16	事業継続目標（注１）	主力商品の○○○製造（○日以内に平常時の○○％の供給再開）
果たす。	主な委託先（※）（仕入先・協力会社・運送会社・派遣会社等）	大阪府株式会社（主力商品○○○の□□部品の仕入先）、大阪府加工株式会社（□□部品の加工委託先）、大阪府運送株式会社（主力商品○○○の運送委託先）

※「主な委託先」とは、相手方の事業が中断した場合に、自社の事業も中断してしまう関係性にある相手方で、サプライチェーン対策の対象となる組織のことです。

をふまえてBCPの発動条件を設定します。

所在地における当社のBCP発動条件		
	地震	震度　５強　以上を観測した場合（注３）
	水害 土砂災害	☑ 警戒レベル４「避難指示」（危険な場所から全員避難）（注４） ☐ 警戒レベル３「高齢者等避難」（危険な場所から高齢者等は避難）
	その他（※）	☑ 主な委託先からの製品・サービスの供給の途絶 ☐（　　　　）

※「その他」欄は地震や風水害などの自然災害だけでなく、ハザードマップでは把握できないテロリズムや情報セキュリティ事故、公共交通機関の計画運休が実施される場合等も設定可能です。

中津

中島

南方

三国

会社に速や
い。

水、土砂災
認をしておい
合がありま

注５）

業時間
が確保で

があるま

の従業者

5．減災の事前対策

「６．BCPの発動時から復旧に向けて」の「必要な事前対策」を含みます。

5－1．備蓄物資

従業者１人に対し、最低３日分が目安。保管場所は災害被害が及ばない場所に設定。

備蓄物資の確認 毎年 1 月に実施

備蓄物資	備蓄完了チェック	１人あたりの必要量			従業者数（人）	最低限必要な備蓄量	保管場所
飲料水	☐	１日３リットル	×３日＝	9　リットル	17	153　リットル	○○倉庫
食料	☐	１日３食	×３日＝	9　食	17	153　食	
簡易トイレ	☐	１日５回分	×３日＝	15　回	17	255　回	
	☐						

5－2．訓練・演習の実施

従業者や拠点間の連絡手段を用いた訓練、出社・帰宅に関する訓練、発災時を想定したシナリオに基づく演習に取り組む。従業者には自社のBCPの取り組みを教育（入社時、定期的な研修等）。

訓練・演習の時期 毎年 1 月に実施

5－3．保険共済への加入

休業補償・自然災害対策も必要。水害による被害が補償されるか契約内容を要チェック！

☑ 火災保険　☑ 地震特約　☐ 休業対応応援共済　☐ 業務災害保険　☐ 福祉共済
☐ 生命保険　☐ その他（　　　　）

6．BCPの発動時から復旧に向けて

経営資源（人・物・金・情報）及び事業継続目標を意識した行動を行います。

「担当」欄内には、上記「３．BCPの発動時の組織体制」の中で、中心となり取り組む各担当責任者の番号をご記入ください。

	担当	まず最初に取り組むこと	次に取り組むこと	必要な事前対策
従業者の安全確認	①④	怪我をするリスクの高い作業場所から安全確認を実施し、負傷者がいないか確認する。（自宅や出先にいる従業者も含む。）	負傷者がいる場合は救護を行う。２次災害の危険性がある場合は、避難場所に避難誘導を行う。	・安否確認手段の確立 ・身体防護及び救護救助用品の配備 ・避難経路の確保
来訪者の安全確認	④	来訪者が立ち入る場所の安全確認を実施し、負傷者がいないか確認する。	負傷者がいる場合は救護を行う。２次災害の危険性がある場合は、避難場所に避難誘導を行う。	・身体防護及び救護救助用品の配備 ・避難経路の確保
自社の被害状況の把握	①④	社屋や敷地内の設備機器だけでなく、隣接する建物なども含めた被害状況を確認する。	設備管理会社や保守会社に連絡し、被害箇所に対して応急処置を行う。	・被害状況チェックシートの作成 ・緊急連絡先一覧表の作成
主な委託先の被災状況の把握	②	災害情報を収集し、被災地域内に主な委託先が含まれていないか確認する。	被災地域内に主な委託先に連絡し、製品・サービスの供給に影響が無いか確認する。	・サプライチェーンマップの作成 ・代替手段及び代替調達先の確保
事業継続目標を踏まえた早期復旧への取り組み	①～④	事業継続目標に関わる経営資源（人・物・金・情報）に被害が及んでいないか確認する。	事業継続目標の達成を最優先とした復旧対応を行う。（優先順位を意識した対応を行う。）	・事業継続目標の社内周知 ・事業継続目標に関わる経営資源の洗い出し

◎宣言　共助の観点から、地域社会のため、以下についても宣言しましょう。

☑ 職場周辺の地域が行う災害訓練には積極的に参加します。また、災害発生時は、充分な身体防護対策をとり、２次災害が起きないよう最大限の配慮を行った上で、救助・消火活動等に協力します。

☑ 帰宅困難者や地域に提供するため、１割増しの備蓄物資の確保に努めます。

当社の「これだけは！」シート（自然災害対策版）は、次回２０２３年 １ 月に見直します。

出典：大阪府「超簡易版 BCP「これだけは！」シート（自然災害対策版）」 ※本資料は参考資料です。BCP の策定につきましては、事業所所在地の都道府県、市町村、支援機関等にお問い合わせください。

大阪府 超 簡易版BCP「これだけは！」シート（新型コロナウイ

従業者（社長・役員・従業員・パート・アルバイト・派遣社員等）とその家族を守るため、そして事業を継続させることで、地域・社会

1．基本情報

企業名・屋号・工場名など	経営革新株式会社	所在地	大阪市住之江区南港北1-14-16
事業継続方針	・従業者（社長・役員・従業員・パート・アルバイト・派遣社員等）及び家族の人命安全を最優先とする。 ・事業継続に必要な体制を構築し、災害等の緊急事態の発生時においても製品・サービスの供給責任を果たす。		

2．BCPの発動条件　どの段階で感染者が発生した場合にBCPを発動するかを考えます。

☐ 国（　　）　☐ 都道府県（　　）　☐ 市町村（　　）
☑ 自社拠点（　本社工場　）　☐ その他（　　）
※主な委託先において感染者が発生した場合、BCPを発動させる必要があります。

3．BCPの発動時の組織体制　緊急時の組織体制を事前に決定します。

従業者間の連絡方法	☑ メール　☑ SNS（LINE等でグループ作成）　☐ 電話　☐ その他（　　） ※感染症の場合は、WEB会議システムを通じた従業者間の連絡方法もあります。			
BCP担当 社長（司令塔）	① **情報担当責任者**	最新の感染症に関する情報を収集するとともに社内外への情報発信を行う。	担当：　江坂	副担当：　中津
	② **供給担当責任者**	感染者発生時・事業中断時における取引先や消費者に対する供給責任に関する対応を行う。	担当：　桃山	副担当：　中島
※社長が対応できない場合に社長の代理として司令塔を担う方	③ **予算担当責任者**	感染予防及び感染者発生時に必要とされる予算の管理を行う。（衛生用品・資金繰り等）	担当：　緑地	副担当：　南方
	④ **現場担当責任者**	感染症に対する予防対策・感染者対策・復旧対策について現場での対応を行う。	担当：　里中	副担当：　三国
桃山	⑤ **特命担当責任者**	①～④の役割と責任の範囲外のことで、別途責任者を定める必要がある場合に、特命担当責任者を選任する。（例：法務等）　※必要に応じて選任	担当：	副担当：

4．予防対策　感染者の発生及び事業の中断を未然に防ぐための対策を事前に決定します。

	原則（適用するものに☑）	自社独自ルール
情報収集と社内への情報提供	☑ 日本政府及び関係省庁、大阪府WEBサイトにて最新の情報収集する（①） ☑ 収集した情報は全従業者に情報提供を行う（①）	・３日に１回、大阪府、内閣官房、外務省、厚生労働省、経済産業省の新型コロナ対策WEBサイトを確認する ・最新の情報を従業者にメールにて共有する
新型コロナウイルス感染症に関する社外への情報発信	☑ 自社の取り組み（予防対策、感染者対策、復旧対策）を情報発信する（①） ☑ 主な委託先にも同様の取り組みを求める（①②）	・自社のWEBサイトを用いて情報発信する ・１ヵ月に１回、主な委託先との情報交換会を開催する（主な委託先を含めたリスクコミュニケーション手段の確立）
健康管理の徹底	☑ 健康観察を実施する（発熱等の風邪症状、強いだるさ、息苦しさ等）（④） ☑ 手洗い及び手指の消毒を徹底する（④）	・出勤前（自宅）と出社時の検温を実施する ・アルコール（濃度70%以上95%以下のエタノール）消毒液を各出入口に設置する
施設への立入制限	☑ 来訪者の入退管理を行う（④） ☑ 来訪者の立入可能エリアを限定する（④）	・入退室管理簿を用意し、入退時刻及び来訪者と対応者を記録する ・執務エリアへの立ち入りを禁止する（保守会社を除く）
対人距離の確保	☑ 時差利用や人数制限を行い、対人距離を確保する（④） ☑ 対人距離を２m以上（最低１m）確保する（④） ☑ 食事の際は対面にならないように、静かに食事をし、マスクなしでの会話をしない（④）	・電話会議やWEB会議等を積極的に活用する ・喫煙所利用は１名までとする ・１m以内かつ15分以上の接触を避けるよう徹底する ・同じ部署のメンバーで食事をしない
社内設備の消毒	☑ 頻繁に接触する場所を重点的に消毒する（④） ☑ 消毒作業に際しては保護具を着用する（マスク・ゴーグル・ゴム手袋等）（④） ☑ 消毒に用いた保護具は消毒又は専用のごみ袋に入れて廃棄する（④）	・１日１回、ドアノブ、スイッチ、電話、机、イス、蛇口、エレベーターの押しボタン、その他共用しているもの（ボールペン等）を消毒 ・会議終了毎にテーブルの消毒を行う等、社内設備の使用後に必ず消毒を行う
勤務体制の変更	☑ 勤務体制の変更を行う（④） ☑ 情報セキュリティの強化を行う（管理者パスワードの変更、アクセス権設定、IT機器や紙媒体の持ち出し管理等）（④）	・テレワーク、時差出勤、時短勤務を導入する ・情報セキュリティ設定チェックシートを用いて管理する ・持ち出し物品管理表を用いて管理する
出張や外出の制限	☑ 事業継続上、最低限の場合を除き、新型コロナウイルス感染症が流行している国や地域への出張を禁止する（④）	・不要不急の出張や外出を避ける ・外務省や厚生労働省のWEBサイト等を確認し、必要な対策を講じる
事業の縮小又は拡大等	☑ 事業継続目標の需要増減を見据えた事業の縮小・撤退・拡大を検討する（②）	・生産調整や供給量の調整を行う ・ニューノーマル（新しい日常）に対応したニュービジネスの検討を行う
事業継続に必要な物資・サービスの確保	☑ 自社の事業継続に必要な物資・サービスを洗い出し、それらを調達する予算を算出して確保する（③） ☑ 主な委託先において感染者が発生した場合に備え、代替手段や余剰在庫の確保、代替調達先の確保等を行う（②）	・衛生用品やIT機器、クラウドサービス等を調達する ・１社依存している主な委託先の製品については、通常の２倍の在庫量を確保する ・主力商品の代替手段又は代替調達先を確保する

事業継
主な委託
力会社・
（注2）主な
5．感
従業者に
の疑いがあ
場合
従業者が
した場合
従業者の同
家族に感染
いがある場
従業者の同
家族が感染
場合
取引先にお
感染者が発
た場合
事業の縮
6．復
事業の再
臨時態勢
維持
協調的サ
チェーンの
参考：府
4．予防
5．感染
※文中の（
当社は上

図表 1-8 新型コロナウイルス感染症対策版

型コロナウイルス感染症対策版）

策定・最終更新日： ２０２１年 １月２７日

継続させることで、地域・社会に貢献するため、このシートを策定します。

記入例

-16	事業継続目標（注１）	主力商品の○○○製造（○日以内に平常時の○○％の供給再開）
果たす。	主な委託先（注２）（仕入先・協力会社・運送会社・派遣会社等）	大阪府株式会社（主力商品○○○の□□部品の仕入先）、大阪府加工株式会社（□□部品の加工委託先）、大阪府運送株式会社（主力商品○○○の運送委託先）

（注２）主な委託先：感染者が発生した場合に、自社の事業が中断してしまう関係性にある相手方で、サプライチェーン対策の対象となる組織です。

))) 中津 中島 南方 三国

生労働省、確認する 開催する 段の確立） ール）消毒 者と対応者 を除く） 底する 蛇口、の 設備の使用 する し、必要な ビジネスの する は、通常の する

5．感染者対策

自社や取引先において感染の疑いがある者又は感染者が出た場合の対策について事前に決定します。

	原則（適用するものに☑）	自社独自ルール
従業者に感染の疑いがある場合	☑ 発熱等の風邪症状、強いだるさ、息苦しさ等の症状がみられる際は、出社しないよう従業者に周知徹底する（④） ☑ 症状がみられる際は、上長に報告させるとともに、かかりつけ医等の地域の身近な医療機関に電話相談し、その指示に従う（④） ☑ 毎日、当該従業者に検温を実施させ、体調を記録する（④） ☑ 体調不良を押して無理な勤務をしている従業者がいないか随時確認する（④）	・症状を呈した２日前から現在までの間に、当該従業者と接触した従業者、取引先担当者、顧客等の洗い出しと接触者リストの作成を行う（当該従業者と１ｍ以内かつ15分以上の接触があった者で、マスク着用の有無も記載しておく） ・症状が改善するまでの期間、自宅待機又はテレワーク対象者とする（医療機関の受診が前提）
従業者が感染した場合	☑ 保健所の指導に基づき、(1)濃厚接触者の特定に関わる調査協力、(2)消毒指導に応じた消毒作業等に速やかに対応する（④） ☑ 感染事例を踏まえた更なる予防対策を検討・導入し、全従業者に対して周知徹底する（①④） ☑ 利害関係者（主な委託先、取引先など）に対して対応状況の周知を行う（①②） ※感染者が特定されることがないように留意する ☑ 対応状況や供給に関するお問い合わせ窓口を設置する（②） ☑ 退院後、４週間程度の健康観察を実施することとし、体調を確認しながら復帰させる（④） ※退院基準を満たしているため、出勤することは差し支えありません ※職場復帰時は、差別などが起こらないよう充分配慮する	・事前に消毒業者の選定を行っておく ・円滑に復帰ができるよう、周囲はフォローを行う ・退院後の体調や、後遺症に配慮した職場復帰を行う ・組織として対応を行うことから従業者個人による各種メディア（SNS等への投稿等）への情報発信を禁止する ・お問い合わせ窓口を設置し、自社のWEBサイトを用いて利害関係者に対して情報発信する ・建物の貸主に速やかに感染者発生の連絡を行う
従業者の同居の家族に感染の疑いがある場合	☑ 従業者の同居家族に対する予防対策・感染者対策を指導及び周知徹底する（④） ☑ 従業者の同居家族の体調不良についても、上長に報告させる（④）	・厚生労働省の「新型コロナウイルスの感染が疑われる人がいる場合の家庭内での注意事項」を指導及び周知徹底する
従業者の同居の家族が感染した場合	☑ 当該従業者は濃厚接触者となるため、保健所の調査や14日間の自宅待機による健康観察に協力し、その指示に従う（④）	・当該従業者に対して現場担当責任者は電話確認による１日１回の健康観察と所在確認を行う
取引先において感染者が発生した場合	☑ 当該感染者が症状を呈した２日前から最終出社日までの行動履歴を取引先から聴取し、従業者との接点（訪問・来訪）の有無を把握する（④） ☑ 当該感染者が主な委託先に所属していた場合、事業中断に備え、代替手段の実施又は代替調達を行う（②③）	・出張や外出をした際は、いつ・どこに・だれと行き、だれにどのくらいの時間会ったか等の面会記録をつける ・委託先の事業中断による影響（納期等）を分析し、利害関係者と情報共有を行う
事業の縮小等	☑ 事業継続目標への影響が最小となるよう、対象範囲を明確にした事業の中断・自粛、縮小・撤退を行う（②）	・感染者及び濃厚接触者の人数や発生範囲、消毒作業の実施状況、供給責任などを踏まえ、事業の中断・自粛期間や縮小・撤退基準を設定する

6．復旧対策

感染者発生後の事業復旧又は自粛からの緩和において実施する対策を事前に決定します。

	原則（適用するものに☑）	自社独自ルール
事業の再開	☑ 急激な復旧は新たな感染拡大を引き起こす可能性があるため、段階的な事業復旧を行う（②④） ☑ 供給責任や自社の収益への影響を考慮し、優先順位などを踏まえた供給再開を行う（②）	・３週間単位で出社率や操業度を上げていく ・主力商品○○○の得意先である△△△株式会社から、優先的に供給を再開する
臨時態勢の維持	☑ 新たな感染拡大が発生した場合に、再度速やかに事業の縮小・撤退ができるよう、臨時の態勢を維持する（④）	・直近の感染拡大において不足していたもの（ルール・衛生用品・IT機器等）を洗い出し、次の感染拡大に備える
協調的サプライチェーンの確立	☑ 主な委託先の復旧スケジュールとその内容を把握し、足並みを揃えた事業復旧を行う（②④）	・仕入先や加工・運送委託先と事業復旧に関する情報共有を行い、足並みを揃えた事業復旧を行う

参考：府制作動画「中小企業における新型コロナウイルス感染症対策」をご覧いただくとより理解が深まります。

４．予防対策・・・・・動画内 Chapter 3 Chapter 4 Chapter 6

５．感染者対策・・・動画内 Chapter 2 Chapter 4

※「Chapter○」部分をクリックすると該当動画にリンクします。

ひとりひとりが感染予防をこころがけよな！

©2014 大阪府もずやん

※文中の（ ）内の数字は、上記「３．BCPの発動時の組織体制」に記載の各担当責任者が担う取り組みのことです。

当社は上記の感染症対策を実施します。 次回 ２０２２年 １月に見直します。

出典：大阪府「超簡易版BCP「これだけは！」シート（新型コロナウイルス感染症対策版）」 ※本資料は参考資料です。BCPの策定につきましては、事業所所在地の都道府県、市町村、支援機関等にお問い合わせください。

→上記を検討し、人命の安全確保、事業継続に必要な人材の確保、サプライチェーンの維持の観点等もふまえ総合的に勘案し、自社の事業継続目標を明確にする。

なお、BCP の策定については 2 章で紹介しますが、厚生労働省からもガイドラインが示され、また、作成支援の研修動画も公開されています[7)]。このガイドラインに従って作成することで BCP を作ることはできますが、まずは自分たちの安全確保、次いで利用者の安全確保という手順で考えていくとよいでしょう。例として挙げた大阪府以外の自治体でも BCP 作成シートや記入例を公開していますので、それらを参考に、あるいは実際に活用するのもよいでしょう。

6「その時！」は突然にやってくる

1）災害発生時の動きをフローチャートに落とす

法的に作成が義務化されたこともあり、どのステーションでも BCP を策定し、またマニュアルを作っていることと思います。しかし、これら BCP はどのように保管されているでしょうか？　ただステーションに書類を置いておくだけでは、実際に災害に遭ったときに活用することができません。すぐに取りにいける環境であればいいですが、災害はいつ起こるかわかりません。スタッフ一人ひとりが手元に持っていないと適切な動きはできないのです。

また、マニュアルを暗記するというのも現実的ではありません。いつでも必要なときに見ることができるよう携帯しておく、あるいは日常的に使っている電子カルテのなかに格納しておくのもひとつの手段と言えるでしょう。

さらに活用しやすい方法として、災害発生時にどのように動くかということをフローチャートにしておくということも考えられます（図表 1-9）。

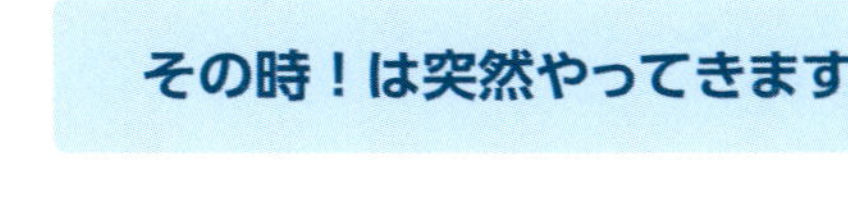

とっさの動きをマニュアルで確認？

フローチャートにしておきましょう

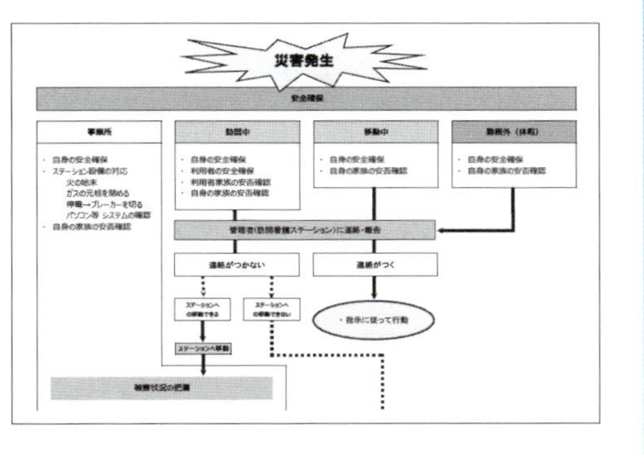

図表 1-9 災害時の動きを示したフローチャートの例

2）持ち歩けるBCPカードを作る

BCPは事前に備えて準備しておくものです。それが必要となるのは突然のことです。マニュアルが手元にあっても、とっさにどう動くかをマニュアルで確認するのは容易なことではありません。そのため、マニュアル中の最も重要な事柄だけをカードサイズなどの紙に記載し、常に携帯できるようにしておくなどの工夫が必要になります（図表1-10）。

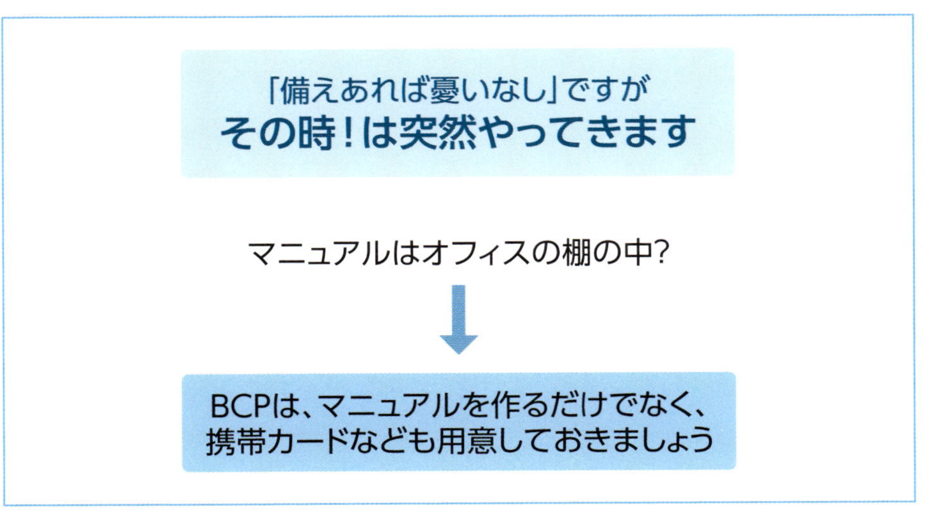

図表 1-10 BCPは常に携帯できるように

● カードに記載する事柄

カードにはどのようなことを記載すればいいのでしょうか？　まず、以下の2点は必須の事柄と言えるでしょう（図表1-11）。

・BCPの発動条件

・まず最初に取り組むこと

ＢＣＰ発動条件（例）

地震	震度　5強　以上を観測した場合
災害	警戒レベル　4　が発令された場合
その他	訪問地域全域の大規模停電が発生した時

まず最初に取り組むこと（例）

自身の安全確保	自分の状況を管理者に連絡 連絡先　090＊＊＊＊●●●●
スタッフの安全確認	訪問可能スタッフ数を確認 指示リーダーの決定（管理者）
利用者の安全確認	リーダーの指示のもと、利用者の確認（訪問、電話等）

図表1-11 BCPの発動条件を示したカードの例

図表1-11は、BCP発動条件の例を示したものです。例えば震度5強以上の地震が観測された場合、ステーションがBCP発動モードに入るわけです。訪問地域で震度5強以上の地震が起きたら、緊急で必ず訪問しなくてはならない利用者宅をまわり、緊急度の低い利用者は訪問を後回しにするといった運用が可能になります。管理者の指示を仰ぐことも重要ですが、自分で判断を行う場合の活動条件を明確にしておく必要があります。それをBCPカードとして携帯していれば、いざというときにすぐ確認できます。

もちろん地震だけでなく、災害ならば警戒レベル4以上が発令された場合、あるいは地域に大規模停電が発生した場合にBCPモードに移行するなどのルールを定めておき、一人ひとりが必要時にすぐ確認できるようなカードを作っておくとよいでしょう。

発動条件だけでなく、BCPを発動したら、まず行うべきこともカードに記載しておきましょう。詳細は3章で解説しますが、自分の安全を最優先で確保し、状況を管理者に伝えることが必要になるでしょう。

訪問看護師であれば各自が連絡用の携帯電話かスマートフォンを持ち歩いていると思います、災害時にすぐ連絡できるよう管理者の直通の電話番号を明記しておくとよいでしょう。また、スタッフ同士の安全確認も大切です。もし管理者に連絡がつかなかった場合は、次に連絡するべき人物を明確に定めておくことが重要になります。

スタッフの状況確認などが済んだら、次に利用者の安全確保に移行します。リーダーの指示のもと、順次、利用者の安全確保を行っていくわけですが、このとき「訪問して安全を確認する必要がある人」なのか、「電話での安否確認でよい人」なのかを、自分たちのステーションとして基準を作っておくとよいでしょう。基準は、訪問が必須の利用者は、例えばどのような疾患をもっている、どのような治療を行っているなど、電話連絡でよい利用者は、例えば同居している家族がいるなどの条件を決めていくと選別がしやすくなります。

● 訪問看護事業を継続できるように

利用者の命を守る訪問看護では、自分たちのステーションが活動できない状況になったとしても訪問看護を継続しなくてはならない利用者がいます。そうした方々をほかの訪問看護ステーションに訪問してもらい、自分たちに代わって安否確認・看護の提供をお願いするといった手段を取る必要もあります。

そのため、訪問看護ステーションのBCPを考える際には、自分たちのステーションでの行動を考えるだけでなく、近隣のステーションとの連携、そして連携するのはどのような状況のときかといった条件も定めておく必要があります。病院やクリニックとの連携も、BCPのなかで明確にしておくとよいでしょう。詳しくは第4章を参照してください。

■引用・参考文献
1）公益財団法人　日本訪問看護財団　【第１報】新型コロナウイルス感染症に関する訪問看護従事者の対応例（発信日：令和２年３月６日）
〈https://www.jvnf.or.jp/newinfo/2019/korona_taisaku20200306.pdf〉
2）「指定訪問看護の事業の人員及び運営に関する基準について」の一部改正について（保発 03 04 第４号）
〈https://www.mhlw.go.jp/content/12404000/000907883.pdf〉
3）第８次医療計画の策定に向けた検討について
〈https://www.mhlw.go.jp/content/10802000/000807217.pdf〉
4）令和２年版　厚生労働白書
5）大阪府　超簡易版 BCP「これだけは！」シート（自然災害対策版）
〈https://www.pref.osaka.lg.jp/documents/7023/kinyuurei_shizen_ver2_1.pdf〉
6）大阪府　超簡易版 BCP「これだけは！」シート（新型コロナウイルス感染症対策版）
〈https://www.pref.osaka.lg.jp/documents/7026/kinyuurei_covid-19_ver1_1.pdf〉
7）厚生労働省　介護施設・事業所における事業継続計画（BCP）作成支援に関する研修
〈https://www.mhlw.go.jp/stf/seisakunitsuite/bunya/hukushi_kaigo/kaigo_koureisha/douga_00002.html〉

2章

ガイドラインに沿ってBCPを作成してみよう

2章 ガイドラインに沿ってBCPを作成してみよう

いざ BCP を作成してみようとしても、おそらく、BCP を作るのは初めてという方がほとんどでしょう。どこから手を付ければよいのか、書式はどうすればよいのか、など疑問ばかりが浮かんでくるかと思います。

BCP については、厚生労働省が考え方や作成方法、書式などを公表していますので、これに則って作成していくことが勧められます。先に触れたように独自様式は BCP として受理されない可能性もありますので、そうした意味からも国の様式を踏襲したほうがよいでしょう。ここでは、厚生労働省が公表している業務継続ガイドライン[1)]を参考に、作成のポイントを解説していきます。なお、BCP は作ったままにするのではなく、作成後も検討・修正を繰り返し、事業所の状況に即した内容へとしていくことが重要です。そして、複数の事業所をもつ法人であれば、ここで解説する事業所単位の BCP だけでなく、事業所の BCP と連動した法人本部の BCP を作成し、連携、物資、職員派遣などの支援についても考えておくことが望まれます。

1 BCP 作成において重要なこと

BCP とは、1 章で解説したように、通常業務を継続することが困難になるような自然災害や新型コロナウイルス感染症の拡大といったことが生じた際に、業務を中断させないよう、あるいは中断しても優先業務を実施するための方策を計画書として整理したものです。

BCP を作るうえで重要なことは、以下となります（図表 2-1）[2)]。

・事業継続の方針を決めて共有すること
・体制を決めて、各担当者をあらかじめ決めておくこと（誰が、いつ、何をするか）

・連絡先をあらかじめ整理しておくこと
・必要な物資をあらかじめ整理、準備しておくこと
・上記を組織で共有すること
・定期的に見直し、必要に応じて研修・訓練を行うこと

図表 2-1 BCPの重要な事柄

2 防災計画、感染対策マニュアルとBCPはなにが異なるのか

1）防災計画とBCPの違い

大きな自然災害が発生すれば、社会インフラの停止や人手不足によりサービス提供が困難になることが予想されます。訪問看護ステーションがサービスを提供している利用者は、日々の健康管理などを訪問看護に頼っているため、サービスがストップしてしまえば、生活や健康、場合によっては生命が危機に瀕することが危惧されます。だからこそ、訪問看護ステーションではBCPを作成し、災害発生時においても重要業務を中断させないように、または中断しても可能な限り早く復旧することができるように備えておくことが求められます（図表2-2）。

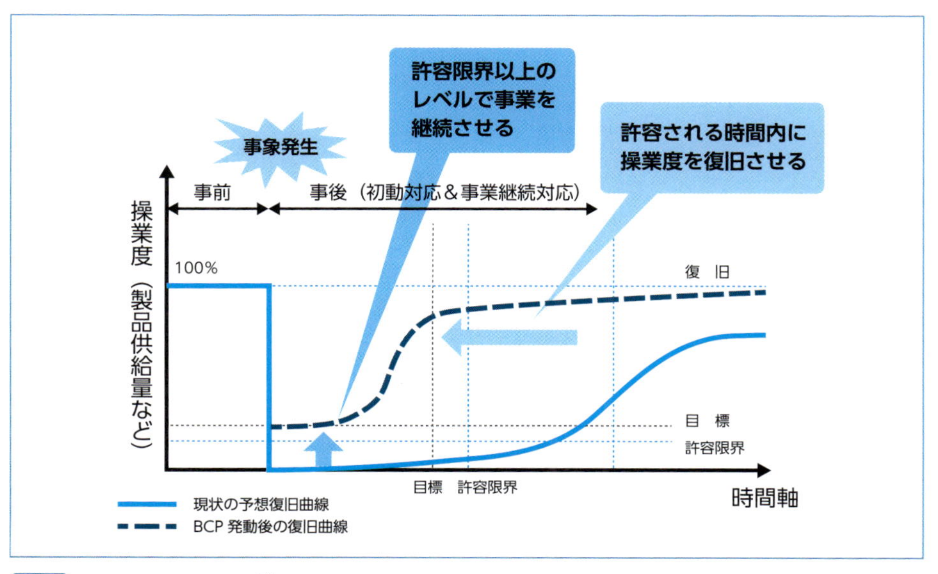

図表 2-2 BCPの概念[3)]

すでに災害に対する防災計画を作成しているというステーションも少なくないでしょう。BCP との違いはどこにあるのか考えてみましょう。

まず、防災計画は身体・生命の安全確保、物的被害の軽減を主な目的としたものです。一方 BCP は、防災計画の目的を前提として、さらにその上で重要業務を継続することにあります（図表 2-3）[4]。

要するに、防災計画に避難の確保、事業の継続、地域との連携などといった視点を加えたものが BCP と言えるでしょう。こうした違いを把握することで、BCP とはなにかという概念がより明確になるかと思います。

計画	防災計画 災害リスクを把握し、災害時の避難等を訓練する			業務継続計画（BCP） 防災計画の避難後に業務を継続する
	消防計画	避難確保計画	非常災害対策計画	
主な目的	・身体、生命の安全確保 ・物的被害の軽減			・身体、生命の安全確保に加え、優先的に継続、復旧すべき重要業務の継続または早期復旧
考慮すべき事象	・拠点がある地域で発生することが想定される災害			・自社の事業中断の原因となり得るあらゆる発生事象
根拠	消防法	水防法 土砂災害警戒区域等における土砂災害防止対策の推進に関する法律 津波防災地域づくりに関する法律	厚生労働省令 人員、設備及び運営に関する基準等	厚生労働省令 人員、設備及び運営に関する基準等
対象施設等	多数の者が出入し、勤務し、または居住する防火対象物	浸水想定区域、土砂災害警戒区域、津波浸水想定内に所在し、市町村が作成する地域防災計画に記載のある要配慮者利用施設（社会福祉施設等）	入所・通所系事業所、小規模多機能型居宅介護、有料老人ホーム・サービス付き高齢者向け住宅	介護事業所等

対象の災害	火災	風水害、土砂災害	想定されるすべての災害	自然災害、感染症
義務	消防計画の作成、所轄消防長への提出。 消火、通報、避難の訓練の実施・報告	避難確保計画の作成、市町村への提出 避難訓練の実施・報告	非常災害対策計画の作成 避難訓練の実施	業務継続計画の作成。 研修・訓練（シミュレーション）の実施。研修・訓練は、入所：年２回以上、通所、訪問：年１回以上（感染症も含む）

図表 2-3 防災計画と BCP の違い

2）感染対策マニュアルと BCP の違い

感染対策マニュアルと BCP の違う点は図表 2-4 のとおりです[5)]。

内容		BCP	感染対策マニュアル
平時の取組	ウイルスの特徴	△	◎
	感染予防対策（手指消毒の方法、ガウンテクニック等）	△	◎
	健康管理の方法	△	◎
	体制の設備・担当者の決定	◎	△
	連絡先の整理	◎	△
	研修・訓練	◎	○
	備蓄	◎	○
感染（疑い）者発生時の対応	情報共有・情報発信	◎	○
	感染拡大防止対策（消毒、ゾーニング方法等）	△	◎
	ケアの方法	△	◎
	職員の確保	◎	○
	業務の優先順位の整理	◎	×
	労務管理	◎	×

図表 2-4 感染症対策マニュアルと BCP の異なる点

※◎、○、△、×は違いをわかりやすくするための便宜上のものであり、各項目を含めなくてよいという意味ではない

●自然災害 BCP と異なる点

同じ BCP であっても、自然災害と感染症では異なる点があります。相違点を図表 2-5 に示しました[6)]。

項目	地震災害	新型コロナウイルス感染症
事業継続方針	・できる限り事業の継続・早期復旧を図る ・サービス形態を変更して事業を継続	●感染リスク、社会的責任、経営面を勘案し、事業継続のレベルを決める
被害の対象	・主として、施設・設備等、社会インフラへの被害が大きい	▲主として、人への健康被害が大きい
地理的な影響範囲	・被害が地域的・局所的 （代替施設での操業や取引事業者間の補完が可能）	被害が国内全域、全世界的となる （代替施設での操業や取引事業者間の補完が不確実）
被害の期間	・過去事例等からある程度の影響想定が可能	●長期化すると考えられるが、不確実性が高く影響予測が困難
被害発生と被害制御	・主に兆候がなく突発する ・被害量は事後の制御不可能	海外で発生した場合、国内発生までの間、準備が可能 ■被害量は感染防止策により左右される
事業への影響	・事業を復旧すれば業績回復が期待できる	集客施設等では長期間利用客等が減少し、業績悪化が懸念される

●＝情報を正確に入手し、その都度、的確に判断をしていくことが必要
▲＝事業継続は、主に人のやりくりの問題
■＝感染防止策が重要

図表 2-5 新型コロナウイルス感染症と地震対策の違い

大きな特徴は、次の 3 点となります[7)]。

1．　情報を正確に入手し、その都度、的確に判断をしていくことが重要

感染の流行影響は、不確実性が高く予測が困難です。それでも、職員、入所者・利用者への感染リスク、業務を継続する社会的責任、施設・事業所

を運営していくための収入の確保などの観点を踏まえて業務継続レベルを判断していく必要があります。そのため、正確な情報を収集し、その都度的確に判断を下していくことが施設・事業者には求められます。

2. 業務継続は、主に人のやりくりの問題

建物設備やインフラなどに甚大な被害を及ぼす自然災害と違い、新型コロナウイルス感染症ではヒトへの影響が大きくなります。そのため、感染拡大時の職員確保策をあらかじめ検討しておくことが重要です。

また、物流の混乱などの理由から感染予防に必要な物資の不足が起こり得ることから、平時から備蓄を進めておくことが必要です。

3. 感染防止策が重要

上述の通り、新型コロナウイルス感染症における業務継続はヒトのやりくりが中心的な問題になります。職員の確保策に加え、感染防止策についてもあらかじめ検討し、適切に実施しておくことが肝要です。

この違いを踏まえて自然災害と比較すると、業務量の時間的推移も異なります（図表 2-6）[8)]。

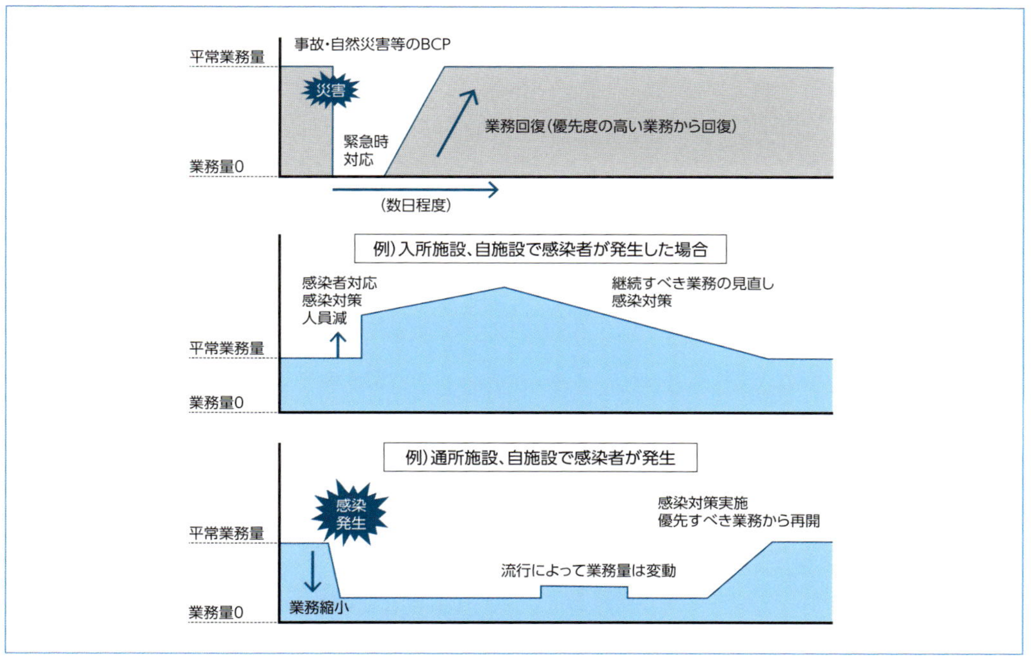

図表 2-6 災害と新型コロナウイルス感染症の発生後業務の時間的経過に伴う変化

自然災害の場合は、図表 2-2（p33）でも示したように、業務量が急激に減少します。理由は、社会的インフラの停止などにより通常業務が困難になるためです。一方で、新型コロナウイルス感染症では、通常業務が急激することはなく、感染症対策のために、むしろ業務量が増加し、その後、徐々に業務量が減少していくことが想定されます。そのため、新型コロナウイルス感染症 BCP では、人手不足に陥っても、健康・身体・生命を守る機能を優先的に維持し、感染者が自事業所で発生してもサービス提供を維持することが目的となります。

3 訪問看護ステーションに求められる役割

訪問看護ステーションは利用者の健康・身体・生命を守るためにサービスを提供しています。これを踏まえると、災害時、感染症拡大時に求められるのは次の3つの役割だと言えるでしょう。

1）サービスの継続

上述のとおり、訪問看護ステーションは健康・身体・生命を守るためにサービスを提供しています。そのため、災害時であっても感染拡大時であってもサービスを継続することが求められます。業務を継続できるよう努めるとともに、業務の縮小を余儀なくされる場合でも、地域の社会資源と連携し、利用者にできるだけ影響を及ぼさないように事前に検討をしておくことが重要です。

2）利用者の安全確保

介護保険の利用者は、基本的に 65 歳以上の高齢者であり、なんらかの疾患を抱えている方も少なくありません。そのため、自然災害による社会インフラの停止の影響を強く受けたり、抵抗力が弱く感染すると重症化するといったリスクがあります。利用者の安全確保を確実に実行する必要があります。

3）職員の安全確保

災害時、感染拡大時に業務を継続するのは職員の心身に大きな負担を与えます。感染防止対策を含め、過重労働やメンタルヘルス対応などに適切な措置を講じることが管理者の責務と言えます。

以降、上記を踏まえて、自然災害発生時、感染症発生時の順で、BCP作成のポイントを解説していきます。

4 自然災害BCPを作成しよう

1）自然災害BCPのポイント

自然災害BCPを作成するにあたって、ポイントとなるのが以下の事項です。これらを念頭に置きながら、作成していきましょう。

●正確な情報集約と判断ができる体制を構築

災害が発生した際に迅速に対応するには、平時と緊急時の情報収集・共有体制や、情報伝達フロー等の構築がポイントとなります。

・全体の意思決定者を決めておく
・各業務の担当者を決めておく（誰が、何をするか）
・関係者の連絡先、連絡フローを整理しておく

この3点が重要となるため、しっかりと構築しておきましょう。

●自然災害対策を「事前の対策」と「被災時の対策」に分けて、同時にその対策を準備

次のように、事前と被災時に分けて対策を明確にしておきましょう。

事前の対策（今何をしておくか）

・設備・機器・什器の耐震固定
・インフラが停止した場合のバックアップ

被災時の対策（どう行動するか）

・人命安全のルール策定と徹底
・事業復旧に向けたルール策定と徹底
・初動対応

①利用者・職員の安全確保・安否確認
②建物・設備の被害点検
③職員の参集

●業務の優先順位の整理

訪問看護ステーションや職員の被災状況によっては、限られた職員・設備でサービス提供を継続する必要があることも想定されます。重要業務を継続することを念頭に職員の出勤状況、被災状況に応じて対応できるよう、業務の優先順位を整理しておきましょう。

●計画を実行できるよう普段からの周知・研修、訓練

BCP は実行できなくては意味がありません。危機発生時に迅速に行動ができるよう、関係者に周知し、平時から研修、訓練（シミュレーション）を行う必要があります。研修・訓練によって課題を発見し、対策を講じることを繰り返すことでレベルアップにつながります。また、最新の知見等を踏まえ、定期的に BCP を見直すことも重要です。

上記のポイントを踏まえてBCPの全体像をフローチャートで表すと、図表2-7のようになります[9)]。

1．総論
1）基本方針
2）推進体制
3）リスクの把握 ① ハザードマップなどの確認 ② 被災想定
4）優先業務の選定 ① 優先する事業 ② 優先する業務
5）研修・訓練の実施　BCP の検証・見直し ① 研修・訓練の実施 ② BCP の検証・見直し

2．平常時の対応
1）建物・設備の安全対策 ① 人が常駐する場所の耐震措置 ② 設備の耐震措置 ③ 水害対策
2）電気が止まった場合の対策 ① 自家発電機が設置されていない場合 ② 自家発電機が設置されている場合
3）ガスが止まった場合の対策
4）水道が止まった場合の対策 ① 飲料水 ② 生活用水
5）通信が麻痺した場合の対策
6）情報システムが停止した場合の対策
7）衛生面（トイレ等）の対策 ① トイレ対策 ② 汚物対策
8）必需品の備蓄 ① 在庫量、必要量の確認
9）資金手当て

3．緊急時の対応
1）BCP 発動基準
2）行動基準
3）対応体制
4）対応拠点
5）安否確認 ① 利用者の安否確認 ② 職員の安否確認
6）職員の参集基準
7）施設内外での避難場所・避難方法
8）重要業務の継続

9）職員の管理 ①　休憩・宿泊場所 ②　勤務シフト
10）復旧対応 ①　破損箇所の確認 ②　業者連絡先一覧の整備 ③　情報発信
訪問サービスの固有事項 ①　平時からの対応 ②　災害が予想される場合の対応 ③　災害発生時の対応

4．他施設との連携
1）連携体制の構築 ①　連携先との協議 ②　連携協定書の締結 ③　地域のネットワーク等の構築・参画
2）連携対応 ①　事前準備 ②　入所者・利用者情報の整理 ③　共同訓練

5．地域との連携
1）被災時の職員派遣
2）福祉避難所の運営 ①　福祉避難所の指定 ②　福祉避難所開設の事前準備

図表 2-7 自然災害 BCP のフローチャート

以降、フローチャートにしたがって、総論、平常時の対応、緊急時の対応、他施設との連携、地域との連携という順番で、実際の様式を用いてそれぞれの欄になにを記載すべきかを見ていきます。なお、本様式はひな形として厚生労働省のHP から様式をダウンロードできます。記入例が記入済みのものもあり、改変して利用できるようになっていますので、ぜひ活用してください（https://www.mhlw.go.jp/stf/seisakunitsuite/bunya/hukushi_kaigo/kaigo_koureisha/douga_00002.html)。

2）総論の記入ポイント

1．総論

1-1）　基本方針　**※数字はフローチャート（図表2-7）に対応しています**

本計画に関する基本方針を以下のとおりとする

施設・事業所としての災害対策に関する基本方針を記載する。法人の方針、感染症と合わせてもよい。 【ポイント】 ・災害において施設・事業所が果たすべき役割を鑑みて検討する。基本方針は優先する事業の選定や地域貢献その他さまざまな項目を検討する際の原点となるので、何のためにBCP作成に取り組むのか、その目的を検討して記載する。 ・一般的には、3日間を乗り切ることが出来れば、外部からの何らかの支援を受け取る事ができると想定され、「3日間の初動対応が重要」となる。

全体像

【ポイント】 1．総論、2．平常時の対応、3．緊急時の対応、4．他施設との連携、5．地域との連携の順に検討する。

1-2）推進体制

平常時の災害対策の推進体制を記載する

p93 の様式 1 を利用。

【ポイント】

・災害対策は継続して取り組む必要があり、また多くの部門が関与することが効果的であるため、継続的かつ効果的に取組を進めるために推進体制を構築する。

・被災した場合の対応体制は「3．緊急時の対応」の項目に記載する。ここでは平常時における災害対策や事業継続の検討・策定や各種取組を推進する体制を記載する。

・災害時に推進体制が機能的に活動できるのであれば、平常時と災害時の体制をあえて分けなくてもよい。

・事業所の実情に即して、既存の組織を有効活用する。

・推進体制は自然災害、感染症で共通でもよい。

1-3）リスクの把握

① ハザードマップなどの確認

【ポイント】

・事業所が所在する自治体のハザードマップ等を貼り付ける（枚数が多い場合は別紙とする）

・地震、津波、風水害など災害リスクの頻度や影響度は施設・事業所の立地によるところが大きい。自治体などが公表するハザードマップなどを確認し、これら災害リスクを把握したうえで施設に応じた対策を検討することが有効である。

・地震以外にも津波や浸水深想定、液状化の想定などさまざまなハザードマップが提供されており、一通り確認して添付しておくことが有用である。

・ハザードマップ類は見直されることがあるため、定期的に確認し、変更があれば差し替える。

ハザードマップは市町村などが配付・公開しているものや、防災マニュアルを確認します。国土交通省が提供するハザードマップポータルサイト（https://disaportal.gsi.go.jp/）を活用し、たとえば事業所の住所で検索すれば、洪水、土砂災害、津波など災害種別の災害リスクを調べることができます。

② 被災想定

【自治体公表の被災想定】

【ポイント】

・自治体から公表されているインフラ等の被災想定を整理する。これらの被災想定から自施設の設備等を勘案して時系列で影響を想定することも有用である。これにより被災時における自施設の状況が見える化でき、各種対策を検討していく上での土台となる。

・震度 7 のライフラインの復旧は、電気：1 週間、水道：3 週間、都市ガス：5 週間で想定。想定震度が 6 強以下の場合、適宜、復旧日数を小さくする。

※東日本大震災について厚生労働省が発表した報告書（東日本大震災水道施設被害状況調査報告書（平成 23 年度災害査定資料整理版））によると次のようになっている[10)]。

電気　3 日後：52%、1 週間後：99%

水道　7 日後：50%、3 週間後：99%

都市ガス　3 週間後：42%、5 週間後：99%

・巨大地震直後は、自動車での移動が困難。崖崩れや橋の損壊がなくても、液状化があれば、マンホールが道路上に飛び出るため、車の通行は不可能。徒歩、自転車、バイクでの出勤可能な人員数を把握する。

被災想定記載例

① 震度：●●断層地震　震度６弱

② 浸水・津波：●●川氾濫により浸水想定区域内（2〜5 メートル）

③ 液状化：液状化の可能性が高い地域にあり

④ 上水道：断水率

	直後	1 日後	7 日後	1 カ月後
市内計	95%	86%	52%	8%

⑤ 電力：停電率（冬夕方発災の場合）

	直後	1 日後	7 日後	1 カ月後
市内計	89%	81%	1%	1%

⑥ 都市ガス

【自施設・事業所で想定される影響】

補足 7（p87）参照。

これにより、被災時における自施設の状況が「見える化」でき、各種対策を検討していく上での土台となる。

1-4）優先業務の選定

① 優先する事業

複数の事業を運営する事業所では、どの事業（通所、訪問等）を優先するか、どの事業を縮小・休止するかを法人本部とも連携して決めておく。

【ポイント】

・「インフラ停止」「職員不足」「災害時に特有の業務の発生」などの理由から、災害時には業務量が増大することが考えられる。

・限られた状況下ではすべての事業を継続することが困難なため、優先して継続・復旧すべき事業を決めておく。各法人の中核をなす事業、入所施設など24時間365日サービスを休止することができない事業は優先されると考えられる。
・単一事業のみを運営している場合、本項目は割愛する。

② 優先する業務

様式7（p105）、補足8（p87）、様式9（p107）参照
　上記の優先する事業のうち、優先する業務を選定する。
【ポイント】
・被災時に限られた資源を有効に活用するために、優先する事業からさらに踏み込み、優先する業務について選定しておく。優先業務の洗い出しとともに最低限必要な人数についても検討しておくと有用である。たとえ災害時であっても、生命を維持するための業務は休止できないことに留意する。
・安全確保は常に優先業務である。
・訪問看護事業であれば、優先業務（災害時にも最低限継続させる業務）には食事、排泄、医療ケア、安否確認がある。
・訪問看護事業では、優先的にサービスを提供すべき利用者をリストアップしておく。
・「様式9 災害時利用者一覧表（安否確認優先順位）」（p107）に利用者情報を記入し、優先度を話し合っておく。

1-5）研修・訓練の実施、BCP の検証・見直し

① 研修・訓練の実施

【ポイント】

・作成した BCP を関係者と共有し、平時から BCP の内容に関する研修、BCP の内容に沿った訓練（シミュレーション）を行う。

・教育に関しては、マンネリ化しないよう社外情報も活用する。例えば、社外の BCP 講演会情報の展開など。

・感染症も含め、様々な災害を定期的に訓練できるように計画を作成し、実施する。

・訓練の内容

(1) 参集訓練。夜間、休日を想定して訓練を実施する。

(2) 対策本部設置訓練。災害が発生した想定で、対策本部メンバーで訓練する。

(3) 初動確認訓練。人員確認、避難、機器操作、安否確認などを実際に実施し、確認する。

(4) 総合訓練。地域の方と協力し、一連の流れを確認する。

(5) 机上訓練。災害発生から復旧までの流れを机上で確認する。

② BCP の検証・見直し

【ポイント】

・最新の動向や訓練等で洗い出された課題を BCP に反映させるなど、定期的に見直しを行う。

・評価プロセス（該当の委員会で協議し、責任者が承認するなど）や定期的に取組の評価と改善を行うことを記載する。

・検証・見直しの履歴がわかるよう、BCP の書式の最後などに「更新履歴」の項目をつくっておく。

3）平常時の対応記入ポイント

2. 平常時の対応

2-1）建物・設備の安全対策

① 人が常駐する場所の耐震措置

補足 9（p88 参照）

【ポイント】

・建築年を確認し、新耐震基準が制定された 1981（昭和 56）年以前の建物は耐震補強を検討する。

・1981 年以降でも、建築から相当な年数が経っている建物や木造の建物は、専門家の耐震診断を依頼する等を検討する。

② 設備の耐震措置

補足 9（p88 参照）

【ポイント】

・利用者・職員が利用するスペースでは、設備・什器類に転倒・転落防止の必要性を確認する。転倒・転落防止が必要な場合は、対策を検討する。

③ 水害対策

補足 9（p88 参照）

・補足 9 の記入例を参考に対応策を検討する。

2-2）電気が止まった場合の対策

補足 10（p89 参照）、様式 6-災害（p98 参照）

【ポイント】

・電気が止まったときに稼働させる設備と対応策を検討する。

・電気なしでも使える代替品（乾電池や手動で稼働するもの）の準備や業務の方策を検討。

・医療的配慮が必要な利用者（人工呼吸器・酸素療法・各痰吸引等）の有無、協力病院等との連携状況などを踏まえ、非常用発電機の要否を検討する。

2-3）ガスが止まった場合の対策

補足 10（p89 参照）、様式 6-災害（p98 参照）

【ポイント】

・都市ガスか LP ガスかを確認する。ガスが止まったときに稼働させる設備と対応策を検討する。

・都市ガスが停止した場合は復旧まで長期間（1 か月以上）要する可能性がある。

・カセットコンロは火力が弱く、大量の調理は難しい。それらを考慮して備蓄を整備することが必要である。

・プロパンガス、五徳コンロなどでの代替も考えられる。

2-4）水道が止まった場合の対策

① 飲料水

補足 10（p89 参照）、様式 6-災害（p98 参照）

【ポイント】

・飲料水用のペットボトルなどは、当面の運搬の手間を省くため、利用者の状況によっては、あらかじめ居室に配布するなど工夫することも一案である。なお、一般成人が1日に必要とする飲料水は1.5～3.0リットル程度である。
・飲料水の備蓄では、消費期限までに買い換えるなど定期的なメンテナンスが必要。

② 生活用水

補足10（p89参照）、様式6-災害（p98参照）
【ポイント】
・生活用水の多くは「トイレ」「食事」「入浴」で利用され、対策は「水を使わない代替手段の準備」が基本。
・「トイレ」であれば簡易トイレやオムツの使用、「食事」であれば紙皿・紙コップの使用などが代表的な手段である。
・「入浴」は優先業務から外すことで、生活用水の節約にもつながる。給水車から給水を受けられるよう、ポリタンクなど十分な大きさの器を準備しておくことも重要である。また、浴槽は損傷がなければ生活用水のタンクとして活用可能。
・井戸水の活用も有効（間違っても飲用しないこと）。

2-5）通信が麻痺した場合の対策

補足10(p89参照)、様式6-災害（p98参照） ※BCPカードで持ち歩こう
【ポイント】
・被災時は固定電話や携帯電話が使用できなくなる可能性があるため、複数の連絡手段で関係機関と連絡が取れるように準備する。
・整備した緊急連絡網はいざという時に活用できるよう、定期的にメンテナンスを行う。
・被災地では電話がつながりにくくなるため、同じ被災地域にいる人同士

が連絡を取ろうとしても、連絡が取りづらくなることがある。そういった際には、例えば遠方の交流のある施設などを中継点とし、職員・施設が互いに連絡を入れるなど、安否情報や伝言などを離れた地域にいるところに預け、そこに情報が集まるようにしておく（三角連絡法）。

※各種通信手段の例

・衛星電話

人工衛星を利用した電話で、衛星に直接アクセスして通話するため、地上の通信設備の故障もしくは輻輳の影響を受けない。一般回線の電話にも架電可能。ただし、使用にあたっては事前に練習するなど習熟しておくことが必要である。また、使用可能時間を事前に確認しておくこと。

・MCA 無線（MCA＝マルチチャンネルアクセス）

携帯電話とは異なる周波数を活用する広域無線で、使用に資格は不要。限られたユーザーだけが使用するため、輻輳の可能性は低いと言われている。ただし、1 回あたりの通話時間が 3 分と設定されている、通信可能範囲が日本全国をカバーしているわけではない等の特徴があるので、導入にあたっては、使用用途や通信可能範囲等を確認することが必要。

・災害時優先電話

災害時に被災地域から発信規制がかけられない電話で、輻輳の可能性が低いもの。利用にあたっては、電気通信事業者へ事前の申し込みが必要で、対象は原則として電気通信事業法で定める指定機関に限られる。

・SNS

グループで使用できる SNS を活用することで、日常業務に使いながら災害時にも利用できる場合がある。

2-6）情報システムが停止した場合の対策

補足 10（p89 参照）、様式 6-災害（p98 参照）

【ポイント】

・BCP 等の災害対策の文書類はデータでの保存だけでなく、すぐに使えるように印刷してファイル等に綴じて保管しておく。

・電力供給停止などによりサーバ等がダウンした場合の対策を検討する（手書きによる事務処理方法など）。

・浸水リスクが想定される場合はサーバの設置場所を検討する。データ類の喪失に備えて、バックアップ等の方策も検討。

2-7）衛生面（トイレ等）の対策

①トイレ対策

被災時は、汚水・下水が流せなくなる可能性があるため、衛生面に配慮し、トイレ・汚物対策を記載する。

補足 10（p89 参照）、様式 6-災害（p98 参照）

【ポイント】

「利用者」「職員」双方のトイレ対策を検討する。

〈利用者〉

・簡易トイレを備蓄し、電気・水道が止まった場合、速やかに簡易トイレを所定の箇所に設置し、そちらを使用するよう案内をする（周知が遅れると、汚物があふれて処理業務が発生するため）。

・排泄物や使用済みのオムツなどを衛生面に配慮し、一時的に保管する場所を決めておく。

・消臭凝固化剤を汚物に使用すると、「燃えるごみ」として処理が可能。

〈職員〉

・職員のトイレ対策としては、簡易トイレ、仮設トイレなどを検討する。

② 汚物対策

補足 10（p89 参照）、様式 6-災害（p98 参照）

【ポイント】

・排泄物や使用済みのオムツなどの汚物の処理方法を検討する。

・排泄物などは、ビニール袋などに入れて密閉し、利用者の出入りのない空間へ、衛生面に留意して隔離、保管しておく。敷地内に埋めるのは、穴掘り業務や後に消毒する必要が生じるため留意する。

2-8）必要品の備蓄

① 在庫量・必要量の確認

様式 6-災害（p98 参照）

【ポイント】

・被災時に必要な備品はリストに整理し、計画的に備蓄する（多ければ別紙とし添付する）。定期的にリストの見直しを実施する。備蓄品によっては、賞味期限や使用期限があるため、メンテナンス担当者を決め、定期的に買い替えるなどのメンテナンスを実施する

2- 9）資金手当て

【ポイント】

・万が一に備えて、手元資金（現金）を準備しておく。

・平時から現在加入の保険でカバーされる範囲や補償内容等を確認しておく。

4）緊急時の対応記入ポイント

3. 緊急時の対応

3-1）BCP 発動基準

様式１（p93 参照）

【ポイント】

・リスク把握で洗い出したリスクに対し、発動基準を決める。

・水害は、避難する時間も考慮して考える。

・対策本部の体制（代行者を含む）を決める。※様式１ 推進体制の構成メンバーに記入する。

3-2）行動基準

【ポイント】 ※ BCP カードで持ち歩こう

・災害発生時の職員個人の行動基準を記載する。

3-3）対応体制

様式１（p93 参照）

【ポイント】

・対応体制や各班の役割を図示する。代替者を含めたメンバーを検討し、記載する。 ※様式１ 推進体制の構成メンバーに記入する。

・復旧後に活動を振り返るために活動記録を取ることも重要であるため、役割に入れておくことが推奨される。

3-4）対応拠点

【ポイント】
・緊急時対応体制の拠点となる候補場所を記載する（安全かつ機能性の高い場所に設置する）。
・地震の対策本部は、余震が来た時に避難しやすい場所に設置すること。低層階の出口に近い場所。
・津波で浸水する恐れがある等、被災想定によっては、施設・事業所以外の場所での設置も検討する。

3-5）安否確認

① 利用者

補足 11（p90 参照）
【ポイント】
・利用者の安否確認方法を検討し、整理しておく（「補足 11 利用者安否確認シート」を使用）。
・利用者の安否確認が速やかに行われるよう担当を決めておく。
・速やかに安否確認結果を記録できるよう、「補足 11 利用者の安否確認シート」を印刷して、配備しておく。

② 職員

補足 12（p91 参照）
【ポイント】
・職員の安否確認方法を検討し、整理しておく（「補足 12 職員の安否確認シート」を使用）。
・速やかに安否確認結果を記録できるよう、「補足 12 職員の安否確認シート」を印刷して、配備しておく。

・出勤していない職員には、緊急連絡網の災害時連絡先に自主的に安否報告をさせる。
・その他安否確認システム、「NTT 災害用伝言ダイヤル」や「災害用伝言板（Web171）」「SNS」「メール」の活用も検討しておく。
　なお、蓄積件数や保存期間は無制限ではない。利用方法など事前確認しておくとよい。

3-6）職員の参集基準

様式 5（p97 参照）
【ポイント】　※ BCP カードで持ち歩こう
・職員の連絡先を整理する際に、参集の可能性も判断し、「様式 5（部署ごと）職員緊急連絡網」に記入する。
・災害発生時の職員の参集基準を記載する。なお、自宅が被災した場合など参集しなくてもよい場合についても検討し、記載する。
・災害時は通信網の麻痺などにより、施設から職員への連絡が困難になるため、災害時に通勤可能か、また災害時の通勤所要時間等も考慮しつつ、職員が自動参集するようあらかじめルールを決め、周知しておく。
・災害時の移動は原則「徒歩」であり、道路の陥没や橋梁の落下などにより、迂回ルートを取る必要性などから移動速度は「2.5 キロメートル毎時」が目安（平常時は 4 キロメートル毎時）。

3-7）施設内外での避難場所・避難方法

【ポイント】
　地震などで一時的に避難する施設内・施設外の場所を記載する。また、津波や水害などにより浸水の危険性がある場合に備えて、垂直避難（地震や台風などの発生時、建物または屋内の 2 階以上の高さがある場所に移動すること）の方策について検討しておく。

〈施設内〉
・被災時では順序正しく、整列して避難はできないことが想定され、やること（どこへ、どのように避難させる）、注意点（車いすの方など）を職員各自が理解した上で臨機応変に対応する必要がある。
・津波や水害の場合、他所へ避難する「水平避難」よりも、建物内の高所へ避難する「垂直避難」の方が安全性が高い場合がある。
・垂直避難を行う場合に備えて、場所・誘導方法を検討しておく。
・避難ルートは暗闇の中でも誘導できるか、転倒して通路をふさぐものがないか確認しておく。
・「垂直避難」を検討する場合、エレベーターが使用できないこともあることを想定する。
〈施設外〉
・ハザードマップなどを確認し、河川の洪水浸水想定区域および土砂災害警戒区域に立地している場合は、避難確保計画を検討する。
・広域避難場所や径路を確認し、実際に避難経路を辿ってみることも有用（例えば、車いすに職員を乗せて避難経路を辿ることで、段差や階段などの障害物を事前に確認することができる）。
・避難先でも最低限のケアを継続できるよう、手順や備蓄品を検討しておく。
・服薬の管理が必要な利用者については、薬の持ち出しを忘れないように検討しておく。
・水害の場合、行政などが出す避難情報を理解し、避難のタイミングを検討しておく。
〈その他〉
・勤務者の少ない祝祭日や夜間、あるいは荒天などの不利な状況を想定して検討しておくことが望ましい。
・いつ、どのような状態になれば避難を開始するか、基準を検討しておくことが望ましい。

2021 年に改定された「避難情報に関するガイドライン」が出され、避難勧告が廃止され、避難指示で必ず避難するなど警戒レベルの見直しが行われました[11)]。避難情報の意味を理解しておくとともに、避難のタイミングを検討しておきましょう。

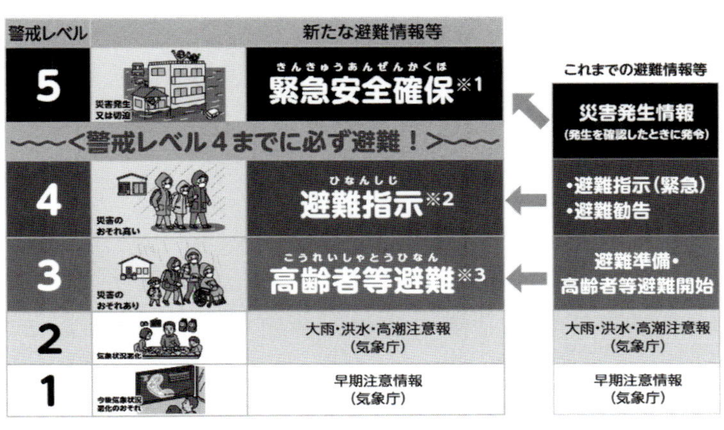

3-8）重要業務の継続

補足 13（p92 参照）

【ポイント】

・「インフラ停止」「職員不足」「災害時に特有の業務の発生」などの理由から、災害時には業務量が増大することが考えられる。そのため、平常時の対応で選定した優先業務から特に重要な業務の継続方法を記載する。

・例えば、「食事・排泄・与薬」などが考えられるが、自施設の状況を踏まえて検討する（医療依存度の高い利用者が多い施設・事業所では「医療的ケア」も重要業務に含まれる）。

・参集可能な職員数では、重要業務の実施に必要な職員数をまかなうことができない場合は、重要業務の手順を見直したり、省力化に資する備蓄品を準備し代替方法を検討しておく。

3-9）職員の管理

場合によっては、職員は極限の状況で業務を続けなければならないことが想定される。少しでも職員の負担が軽減できるよう職員の休憩・宿泊場所の確保や利用者向けだけではなく職員向けの備蓄を揃えるなど、職員に対する準備も重要。

① 休憩・宿泊場所

・震災発生後、職員が長期間帰宅できない状況も考えられるため、候補場所を検討し、指定しておく。通所事業所等を休止した場合はこれらも選択肢となる。

② 勤務シフト

・震災発生後、職員が長期間帰宅できず、長時間勤務となる可能性がある。参集した職員の人数により、なるべく職員の体調および負担の軽減に配慮して勤務体制を組むよう、災害時の勤務シフト原則を検討しておく。

新型コロナウイルス流行下においては、新型コロナウイルス感染、濃厚接触者となること等によりさらに職員の不足が見込まれる場合もありえます。後述の「介護施設・事業所における新型コロナウイルス感染症発生時の業務継続ガイドライン」も参照しつつ、施設内・法人内での人員確保、自治体・関係団体への応援職員の依頼など、職員の不足が見込まれる場合は、早めに対応を考えることが重要です。

3-10）復旧対応

復旧作業が円滑に進むように施設の破損箇所確認シートや各種業者連絡先一覧を整備しておく。

① 破損箇所の確認

【ポイント】

・被害のあった箇所は写真を撮り、記録しておく。

・建物・設備の保守管理業者、給食関係の業者など業務委託先や取引先の連絡先をリスト化しておく。

② 業者連絡先一覧の整備

様式2（p94参照）

【ポイント】

・医療機関やガソリンスタンド等は平常時から災害時における対応方法を取り決めておくことが望ましい。

・各種協力業者の連絡先を一覧化したり、非常時の連絡先を確認しておくなど、円滑に復旧作業を依頼できるよう準備しておく。

③ 情報発信

（関係機関、地域、マスコミ等への説明・公表・取材対応）

【ポイント】

・公表のタイミング、範囲、内容、方法についてあらかじめ方針を定めておく。

・風評被害を招く恐れもあるため、丁寧な対応や説明が必要となる。

5）他施設との連携記入ポイント

4. 他施設との連携

近隣の法人と協力関係を構築する、所属している団体を通じて協力関係を整備する、自治体を通じて地域での協力体制を構築する等、平常時から他施設・他法人と協力関係を築くことが大切。また、単に協定書を結ぶだけではなく、普段から良好な関係を作るよう工夫することも大切。

4-1）連携体制の構築

① 連携先との協議

連携先と連携内容を協議中であれば、それらの協議内容や今後の計画などを記載する。

主な項目
- 先方施設・事業所名、種別、所在地など
- これまでの協議の経緯
- 決定している事項
- 今後検討すべき事項
- 今後のスケジュール など

② 連携協定書の締結

地域との連携に関する協議が整えば、その証として連携協定書を締結し、写しを添付する。

主な項目
- 連携の目的
- 入所者・利用者の相互受入要領
- 人的支援（職員の施設間派遣など）
- 物的支援（不足物資の援助・搬送など）
- 費用負担 など

③ 地域のネットワーク等の構築・参画

施設・事業所の倒壊や多数の職員の被災等、単独での事業継続が困難な事態を想定して、施設・事業所を取り巻く関係各位と協力関係を日ごろから構築しておく。地域で相互に支援しあうネットワークが構築されている場合は、それらに加入することを検討する。

補足14（p92）参照

主な提携先

・連携関係のある施設・法人

・連携関係のある医療機関（協力医療機関等）

・連携関係のある社協・行政・自治会 等

4-2）連携対応

① 事前準備

連携協定に基づき、被災時に相互に連携し支援しあえるように検討した事項や今後準備すべき事項などを記載する。

【ポイント】

・相手を支援する観点だけではなく、支援を受ける立場となって、どうすれば円滑に相手から支援を受けられるか、検討、準備を行うことも重要である。

主な記載項目

・被災時の連絡先、連絡方法

・備蓄の拡充

・職員派遣の方法

・入所者・利用者受入方法、受入スペースの確保

・相互交流 など

② 入所者・利用者情報の整理

避難先施設でも適切なケアを受けることができるよう、最低限必要な利用者情報を「利用者カード」などに、あらかじめまとめておく。

【ポイント】※ BCP カードで持ち歩こう

・避難先の施設・事業所に入所者・利用者を預ける場合、必ずしも担当の職員も同行できるとは限らない。入所者・利用者の情報がなければ受入先の施設・事業所でもケアの提供に支障をきたす恐れがある。そのため避難時に備えて入所者・利用者情報を記載したカード等を作成しておき、入所者・利用者とともに預ければ、これらリスクを低減できる。

③ 共同訓練

連携先と共同で行う訓練概要について記載する。

・地域の方と共同で防災訓練に取り組むことにより、施設の実情を地域の方に理解してもらうことにつながるため、一過性で終わることなく継続的に取り組むことが望ましい。

・津波で浸水することが想定される施設では、地域の方に津波避難所として施設を開放するかわりに、地域の方に利用者を上階へ搬送するよう支援してもらう計画を策定し、日常から地域の方とともに訓練している事例もある。

6）地域との連携記入ポイント

5. 地域との連携

5-1）被災時の職員の派遣（災害福祉支援ネットワークへの参画や災害派遣福祉チームへの職員登録）

「災害時の福祉支援体制の整備に向けたガイドライン」では、都道府県は、一般避難所で災害時要配慮者に対する福祉支援を行う災害派遣福祉チームを組成することが求められており、それらが円滑に実施されるよう都道府県、社会福祉協議会や社会福祉施設等関係団体などの官民協働による「災害福祉支援ネットワーク」を構築するよう示されている。

社会福祉施設等は災害派遣福祉チームにチーム員として職員を登録するとともに、事務局への協力、災害時に災害派遣福祉チームのチーム員の派遣を通じた支援活動等を積極的に行うことが期待されている。地域の災害福祉支援ネットワークの協議内容等について確認し、災害派遣福祉チームのチーム員としての登録を検討する。

5-2）福祉避難所の運営

① 福祉避難所の指定

福祉避難所の指定を受けた場合は、自治体との協定書を添付するとともに、受入可能人数、受入場所、受入期間、受入条件など諸条件を整理して記載する。社会福祉施設の公共性を鑑みれば、可能な限り福祉避難所の指定を受けることが望ましいが、仮に指定を受けない場合でも被災時に外部から要援護者や近隣住民等の受入の要望に沿うことができるよう、上記のとおり諸条件を整理しておく。

② 福祉避難所開設の事前準備

福祉避難所として運営できるように事前に必要な物資の確保や施設整備などを進める。また、受入にあたっては支援人材の確保が重要であり、自施設の職員だけでなく、専門人材の支援が受けられるよう社会福祉協議会などの関係団体や支援団体等と支援体制について協議し、ボランティアの受入方針等について検討しておく。

主な準備事項例

・受入に必要な備蓄類を洗い出し整備する。
・資機材についてはレンタルを活用することも検討する。
・支援人材確保に向けた連携や受入方針を検討する。
・事務手続き等について市町村の窓口に確認しておく。

7）自然災害発生に備えた対応・発生時の対応（訪問サービス固有事項）

3-3）で記載した共通事項のほか、訪問サービス固有の事項として留意する点は、以下のとおりとなる。

【平時からの対応】
・サービス提供中に被災した場合に備え、緊急連絡先の把握にあたっては、複数の連絡先や連絡手段（固定電話、携帯電話、メール等）を把握しておくことが望ましい。
・居宅介護支援事業所と連携し、利用者への安否確認の方法等をあらかじめ検討しておく。
・発災時に、職員は利用者宅を訪問中または移動中であることも想定し、対応中の利用者への支援手順や、移動中の場合における対応方法をあらかじめ検討しておく。
・避難先においてサービスを提供することも想定され、平常時から地域の避難方法や避難所に関する情報に留意し、地域の関係機関（行政、自治会、職能・事業所団体等）と良好な関係を作るよう工夫することも望まれる。
【災害が予想される場合の対応】
・台風などで甚大な被害が予想される場合などにおいては、サービスの休止・縮小を余儀なくされることを想定し、あらかじめその基準を定めておくとともに、居宅介護支援事業所にも情報共有の上、利用者やその家族にも説明する。その上で、必要に応じ、サービスの前倒し等も検討する。
【災害発生時の対応】
・サービス提供を長期間休止する場合は、居宅介護支援事業所と連携し、必要に応じて他事業所の訪問サービス等への変更を検討する。
・あらかじめ検討した対応方法に基づき、利用者への安否確認等や、利用者宅を訪問中または移動中の場合の対応を行う。
・居宅介護支援事業所や地域の関係機関と連携の上、可能な場合には、避難先においてサービスを提供する。

5 感染症BCPを作成しよう

1）感染症BCPのポイント

感染症BCPを作成するにあたって、ポイントとなるのが以下の事項です。これらを念頭に置きながら、作成していきましょう。

●施設・事業所内を含めた関係者との情報共有と役割分担、判断ができる体制の構築

感染（疑い）者発生時の迅速な対応には、平時と緊急時の情報収集・共有体制や、情報伝達フロー等の構築がポイントとなります。そのためには、全体の意思決定者を決めておくこと、各業務の担当者を決めておくこと（誰が、いつ、何をするか）、関係者の連絡先、連絡フローの整理（図表2-8）が重要です。

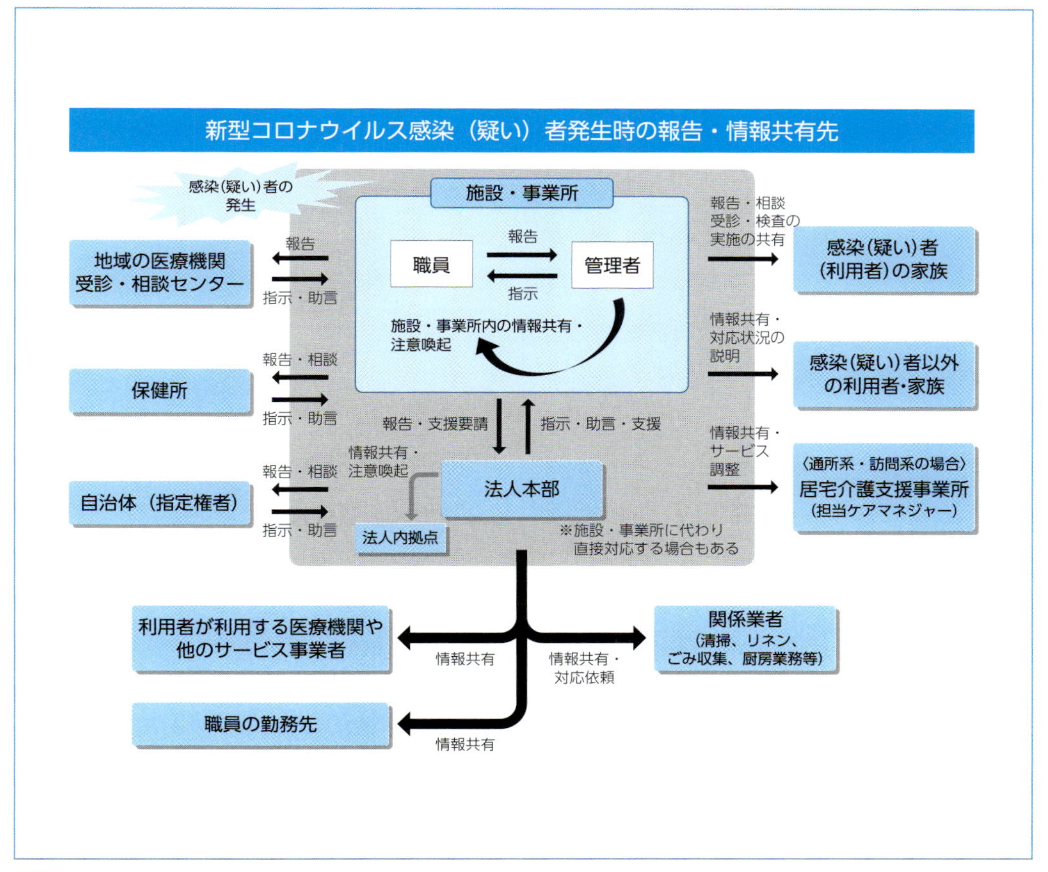

図表 2-8 新型コロナウイルス感染（疑い）者発生時の報告・情報共有先[12)]

●感染（疑い）者が発生した場合の対応

介護サービスは、利用者やその家族の生活を継続する上で欠かせないものであり、感染（疑い）者が発生した場合でも、入所者・利用者に対して必要な各種サービスが継続的に提供されることが重要です。そのため、感染（疑い）者発生時の対応について整理し、平時からシミュレーションを行うことが有用です。

●職員確保

感染症では、職員が感染者となること等により職員が不足する場合があります。感染者とその他の入所者・利用者の介護等を行うに当たっては、可能な限り担当職員を分けることが望ましいですが、職員が不足した場合、こうした対応が困難となり交差感染のリスクが高まることから、適切なケアの提供だけではなく、感染対策の観点からも職員の確保は重要です。そのため、施設・事業所内・法人内における職員確保体制の検討、関係団体や都道府県等への早めの応援依頼を行うことが重要です。

●業務の優先順位の整理

職員が不足した場合は、感染防止対策を行いつつ、限られた職員でサービス提供を継続する必要があることも想定されます。そのため、重要業務を継続することを念頭に、職員の出勤状況に応じて対応できるよう、業務の優先順位を整理しておくことが重要です。

●計画を実行できるよう普段からの周知・研修、訓練

BCP は、作成するだけでは実効性があるとは言えません。危機発生時においても迅速に行動が出来るよう、関係者に周知し、平時から研修、訓練（シミュレーション）を行う必要があります。これらにより課題を発見し、対策を講じることを繰り返すことでレベルアップにつながります。また、最新の知見等を踏まえ、定期的に見直すことも重要です。

これらのポイントを踏まえて感染症 BCP の全体像を表したのが図表 2-9 となります。

0. 平時対応
1）体制構築・整備 意思決定者、担当者の決定
2）感染防止に向けた取組の実施 最新情報（感染状況、政府や自治体の動向等）の収集 基本的な感染症対策の徹底 入所者・職員の体調管理 連絡先リストの作成・更新
3）防護具、消毒液等備蓄品の確保 保管先・在庫量の確認、備蓄
4）研修・訓練の実施 BCPの共有 BCPの内容に関する研修 BCPの内容に添った訓練
5）BCPの検証・見直し

1. 感染疑い者の発生

↓

2. 初動対応
1）第一報 管理者へ報告 地域で身近な医療機関、受診・相談センターへ連絡 事業所内・法人内の情報共有 指定権者への報告 居宅介護支援事業所への報告 家族への報告
2）感染疑い者への対応 個サービス提供の検討 医療機関受診

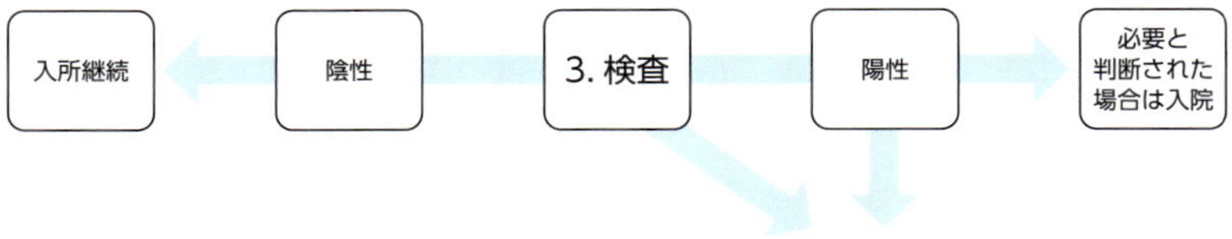

↓

入所継続 ← 陰性 ← 3. 検査 → 陽性 → 必要と判断された場合は入院

4．感染拡大防止体制の確立
1）保健所との連携 感染対策の指示を仰ぐ
2）接触者への対応 〈利用者〉 ケアの実施内容・実施方法の確認
3）職員の確保 事業所内での勤務調整、法人内での人員確保 自治体・関係団体への依頼
4）防護具、消毒液等の確保 在庫量・必要量の確認 調達先・調達方法の確認
5）情報共有 施設内・法人内での情報共有 利用者・家族との情報共有 自治体（指定権者・保健所）との情報共有 関係業者等との情報共有
6）業務内容の調整 提供サービスの検討（継続、変更、縮小、中止）
7）過重労働・メンタルヘルス対応 労務管理 長時間労働対応 コミュニケーション 相談窓口
8）情報発信 関係機関・地域・マスコミ等への説明・公表・取材対応

図表 2-9 新型コロナウイルス感染（疑い）者発生時の対応等（訪問系）

以降、フローチャートに従って、平時対応、感染疑い者の発生、初動対応、検査、感染拡大防止体制の確立という順番で、実際の様式を用いてそれぞれの欄になにを記載すべきかを見ていきます。本様式も災害 BCP と同じく厚生労働省の HP からダウンロードができます（https://www.mhlw.go.jp/stf/seisakunitsuite/bunya/hukushi_kaigo/kaigo_koureisha/douga_00002.html）。

なお、総論の基本方針、推進体制は自然災害と共通でもよいとされます。全体像は図表 2-9 を参考にします。

2）平時対応の記入ポイント

０．平時対応

1）体制構築・整備

様式１（p93）

【ポイント】

・全体の意思決定者、各業務の担当者（誰が、何をするか）を決めておき、関係者の連絡先、連絡フローの整理を行う。

※様式１ 推進体制の構成メンバーに記入する。

2）感染防止に向けた取組の実施

【ポイント】

新型コロナウイルス感染症に関する最新情報（感染状況、政府や自治体の動向等）の収集、手指消毒・換気等の基本的な感染症対策の実施、職員・利用者の体調管理、事業所内出入り者の記録管理、人事異動・連絡先変更の反映を行う。

　介護施設・事業所における新型コロナウイルス感染症の感染拡大防止については、ウイルスを「持ち込まない」、「広めない」ための取組が重要です。このためには、手指消毒、マスク着用、定期的な換気といった基本的な感染予防策が極めて大切です。加えて、発熱等の症状が認められる場合に出勤を行わないことの徹底等、職員の健康管理や、感染の疑いを早期に把握できるよう、利用者の健康状態や変化の有無等に留意すること等の日々の取組も重要です。

　無症状でもウイルスを保有している職員が、施設・事業所にウイルスを持ち込んでしまう可能性もあり、可能な限りの対策を行った上で、もし体調が悪い時には速やかに相談できる環境を整えていくことが重要です。また、感染者や接触者が発生したことを想定したシミュレーションを行っておくことも有用です。

これらについて、以下の事務連絡等を参考に、日頃から感染症対応力向上を図ることが望まれます。

厚生労働省「新型コロナウイルス感染症の５類感染症移行後の対応について」
https://www.mhlw.go.jp/stf/corona5rui.html
厚生労働省「新型コロナウイルス感染症について」
https://www.mhlw.go.jp/stf/seisakunitsuite/bunya/0000164708_00001.html
厚生労働省「介護事業所等における新型コロナウイルス感染症への対応等について」
https://www.mhlw.go.jp/stf/seisakunitsuite/bunya/0000121431_00089.html
厚生労働省・経済産業省「新型コロナウイルス感染症により亡くなられた方及びその疑いがある方の処置、搬送、葬儀、火葬等に関するガイドライン」
https://www.mhlw.go.jp/content/001033541.pdf
厚生労働省「新型コロナワクチンについて」
https://www.mhlw.go.jp/stf/seisakunitsuite/bunya/vaccine_00184.html
高齢者施設等における感染対策等について
https://www.mhlw.go.jp/content/001089956.pdf
介護現場における感染対策の手引き（第３版）
https://www.mhlw.go.jp/content/12300000/001155694.pdf
厚生労働省 動画リスト「訪問介護職員のためのそうだったのか！感染対策！」
https://www.youtube.com/playlist?list=PLMG33RKISnWj_HIGPFE-BEiyWloHZGHxCc

3）防護具、消毒液等備蓄品の確保

【ポイント】
・個人防護具、消毒剤等の在庫量・保管場所の確認を行う。感染が疑われる者への対応等により使用量が増加した場合に備え、普段から数日分は備蓄しておくことが望ましい。

4）研修・訓練の実施

【ポイント】
・作成したBCPを関係者と共有し、平時からBCPの内容に関する研修、BCPの内容に沿った訓練（シミュレーション）を行う。

5）BCPの検証・見直し

【ポイント】
・最新の動向や訓練等で洗い出された課題をBCPに反映させるなど、定期的に見直しを行う。

3）感染疑い者の発生記入ポイント

1．感染疑い者の発生

【ポイント】
・利用者に息苦しさ（呼吸困難）、強いだるさ（倦怠感）、高熱等の強い症状や、発熱、咳、頭痛などの比較的軽い風邪症状等が確認された場合、速やかに新型コロナウイルス感染症を疑い対応する。
・また、初期症状として、嗅覚障害や味覚障害を訴える患者がいることが明らかになっており、普段と違うと感じた場合には、速やかに医師等に相談する。
・職員は、発熱等の症状が認められる場合には出勤を行わないことを徹底し、感染が疑われる場合は主治医や地域で身近な医療機関、受診・相談センター等に電話連絡し、指示を受けること。

4）初動対応の記入ポイント

2. 初動対応

1）第一報

様式2（p94）参照

【ポイント】

〈管理者へ報告〉

・感染疑い者が発生した場合は、速やかに管理者等に報告する。

地域で身近な医療機関、受診・相談センターへ連絡

・主治医や地域で身近な医療機関、あるいは、受診・相談センターへ電話連絡、指示を受ける。

・電話相談時は、訪問サービス利用者である旨や、症状・経過など、可能な限り詳細な情報を伝える

〈事業所内・法人内の情報共有〉

・状況について事業所内で共有する。その際、他の利用者や職員に体調不良者がいないか確認する。　※様式3（p95）を利用

指定権者への報告

・状況について指定権者に電話で報告する。

〈居宅介護支援事業所への報告〉

・状況について居宅介護支援事業所に報告し、サービスの必要性を再度検討する。

・また、当該利用者が利用している他サービス事業者への情報共有を依頼する。

・早急に対応が必要な場合などは、当該利用者が利用している他サービス事業者への情報共有を速やかに行う。
・電話等で直ちに報告するとともに、必要に応じて文書にて詳細を報告する。
〈家族への報告〉
・状況について利用者の家族へ報告する。
※報告ルート、報告先、報告方法、連絡先等を事前に整理しておくことが重要。 新型コロナウイルス感染（疑い）者発生時の報告・情報共有先（図表 2-8）が利用できる。

2）感染疑い者への対応

【利用者】
サービス提供の検討
・居宅介護支援事業所等と連携し、サービスの必要性を再度検討の上、感染防止策を徹底した上でサービスの提供を継続する。
・可能な限り担当職員を分けての対応や、最後に訪問する等の対応を行う。
医療機関受診
・第一報で連絡した医療機関、受診・相談センターの指示に従い、医療機関のへ受診等を行う。

5）検査について

3. 検査

・検査結果を待っている間は、陽性の場合に備え、感染拡大防止体制確立の準備を行う。
陰性の場合→利用を継続する。
　入院が必要と判断された場合→現病、既往歴等についても、情報提供を行うとともに、主治医や嘱託医との情報共有に努める。

　新型コロナウイルスは、PCR 検査や抗原検査を行います。 PCR 検査は、機械の中でウイルスの遺伝子を増幅させる反応を行い、もしウイルスがいれば、検査結果は陽性となります。抗原検査は、細かく分析できる定量検査と、細かい分析はできないながらも簡便に検査できる簡易検査に分かれます。
　PCR 検査も抗原検査も、検査の精度は 100% ではないので、例えば本来は陽性なのに誤って陰性と出てしまったり (偽陰性)、反対に本来は陰性なのに誤って陽性と出てしまうこと (偽陽性) もあります。さらに、発症前の段階のウイルス量がまだ多くない時期に検査をすると陰性だったのに、後からウイルス量が増えたタイミングで検査をすると陽性になるということもあります。このため、検査結果は絶対的なものではなく、一度検査で陰性であったとしても、もし感染が疑われることがあれば、再度相談するようにしましょう。

6）感染拡大防止体制の確立記入ポイント

4. 感染拡大防止体制の確立

1）保健所との連携

【ポイント】

感染対策の指示を仰ぐ

・消毒範囲、消毒内容、運営を継続するために必要な対策に関する相談を行い、指示助言を受け、実施する。感染対策について指示を受け、実施する。

2）接触者への対応

【ポイント】

利用者

・居宅介護支援事業所等を通じて保健所とも相談し、生活に必要なサービスを確保、訪問介護等の必要性の再検討を行う。

・接触者のケアの実施内容・実施方法については、「介護現場における感染対策の手引き 第３版」を参照（p72）。

・居宅において、職員の手洗い・うがい、換気を行う環境が整備され、利用者及びその家族がその環境整備について理解、協力をしてもらう。

・担当となる職員への説明と理解を得たうえで、サービス内容の提供できる職員を選定する。

・できる限り、当該利用者へ対応する職員の数を制限するよう努める。

3）職員の確保

様式2（p94）、様式5（p97）参照

【ポイント】

・感染者、接触者となることで職員の不足が想定される。勤務可能な職員を確認するとともに、職員の不足が見込まれる場合は、法人内での調整、自治体や関係団体への要請を行う。

4）防護具、消毒液等の確保

様式2（p94）、様式6（p98）

【ポイント】

〈在庫量・必要量の確認（様式6を利用）〉

・個人防護具、消毒等の在庫量・保管場所を確認する。

・利用者の状況等から今後の個人防護具や消毒等の必要量の見通しをたて、物品の確保を図る。

・個人防護具の不足は、職員の不安へもつながるため、充分な量を確保する。

〈調達先・調達方法の確認（様式2を利用）〉

・通常の調達先から確保できない場合に備え、複数の業者と連携しておく。

・自法人内で情報交換し、調達先・調達方法を検討する。

・不足が見込まれる場合は自治体、事業者団体に相談する。

・感染拡大により在庫量が減るスピードが速くなることや、依頼してから届くまで時間がかかる場合があることを考慮して、適時・適切に調達を依頼する。

5）情報共有

様式2（p94参照）
【ポイント】
　事業所内・法人内での情報共有、利用者・家族との情報共有、自治体（指定権者・保健所）との情報共有、関係業者等との情報共有を行う　※様式2を利用
・時系列にまとめ、感染者の情報、感染者の症状、その時点で判明している接触者の人数や状況を報告共有する。
・管轄内保健所や行政からの指示指導についても、関係者に共有する。
事業所内での感染拡大を考慮し、社内イントラネット等の通信技術を活用し各自最新の情報を共有できるように努める。
・感染者が確認された事業所の所属法人は、当該事業所へ必要な指示指導の連携を図るよう努める。
・感染者や接触者となった職員の兼務先を把握している場合は、個人情報に留意しつつ必要に応じて情報共有を行う。
・必要に応じて、個人情報に留意しつつ、居宅介護支援事業所等と相談し、地域で当該利用者が利用等している医療機関や他サービス事業者への情報共有に努める。

6）業務内容の調整

様式7（p105参照）
【ポイント】
提供サービスの検討（継続、変更）
・居宅介護支援事業所や関係機関等と相談した上で、訪問時間を可能な限り短くする等、感染防止策に留意した上でサービス提供を行う

7）過重労働・メンタルヘルス対応

〈労務管理〉

・職員の感染状況等に応じて勤務可能な職員をリストアップし、調整する。

・職員の不足が見込まれる場合は、早めに応援職員の要請も検討し、可能な限り長時間労働を予防する。

・勤務可能な従業員の中で、休日や一部の従業員への業務過多のような、偏った勤務とならないように配慮を行う。

・事業所の近隣において宿泊施設、宿泊場所の確保を考慮する。

〈長時間労働対応〉

・連続した長時間労働を余儀なくされる場合、週１日は完全休みとする等、一定時間休めるようシフトを組む。

・定期的に実際の勤務時間等を確認し、長時間労働とならないよう努める。休憩時間や休憩場所の確保に配慮する。

〈コミュニケーション〉

・日頃の声かけやコミュニケーションを大切にし、心の不調者が出ないように努める。

・風評被害等の情報を把握し、職員の心のケアに努める。

〈相談窓口〉

・事業所内または法人内に相談窓口を設置するなど、職員が相談可能な体制を整える。

・自治体や保健所にある精神保健福祉センターなど、外部の専門機関にも相談できる体制を整えておく。

8）情報発信

関係機関・地域・マスコミ等への説明・公表・取材対応
・法人内で公表のタイミング、範囲、内容、方法について事前に方針を決めておく。
・公表内容については、利用者・家族・職員のプライバシーへの配慮が重要であることを踏まえた上で検討する。
・取材の場合は、誰が対応するかをあらかじめ決めておく。複数名で対応にあたる場合も、対応者によって発信する情報が異ならないよう留意する。
・利用者・家族・職員が、報道を見て初めてその事実を知ることがないように気をつける。発信すべき情報については遅滞なく発信し、真摯に対応する。
・情報発信の必要性については、事業所だけで判断できない場合は、行政担当者、関係機関等に相談する。

6 BCPの見直しとその重要性

BCPは一度策定すれば終わりではなく、定期的な見直しと更新が必要です。組織や周囲の環境の変化に応じてBCPを適切に見直し、常に最新の状態に保つことが、緊急事態に対する有効な対応を可能にします。

1）BCPを見直すタイミング

BCPの見直しは、一般的に毎年1回行うことが推奨されます。組織の規模や業務内容、リスクの大きさによっては、より頻繁に見直すことが求められる場合もあります。

時間の経過とともに計画に含まれる情報が陳腐化する可能性があるため、BCPの各項目が最新の情報に基づいているかを確認するためにも、定期的な見直しを行いましょう

●見直しのタイミング①

訪問看護ステーションでスタッフの入れ替わりがあった時（新規採用や退職、役割の変更など）には、BCP の内容の確認と見直しを行います。連絡先の変更はもちろん、危機対応時の担当者も変わる可能性があります。必要な修正を加え、常に最新の情報に更新されていることで、緊急時にもスムーズに対応できるようになります。

●見直しのタイミング②

新しい技術の導入、標準対応方法や法律が変更された場合には、その変更に対応するために BCP を見直す必要があります。

例えば、新しい感染症予防対策が推奨された場合、BCP もその対応策に則って更新し、スタッフ全員が新しい手順を理解して実行できるようにする必要があります。また、新しい IT システムの導入により、業務プロセスが大幅に変更された場合も、そのシステムに依存する部分（例えば、最新患者情報の取得方法など）を適切に実行できるように、修正しておく必要があります。

●見直しのタイミング③

実際に災害やインシデントが発生し、BCP 対応を行った後は、その経験を基に BCP の有効性を評価しましょう。想定した危機への対応は十分だったか、必要な連絡は取れたか、実際に全員が動けたかなど、災害やインシデントに対する対応の結果を詳細に分析し、何がうまく機能し、何が改善の余地があるかを明確にすることで、BCP の実効性を高めることができます。

例えば、災害時における通信手段が不十分であった場合、代替手段を検討し、それを BCP に追加することが考えられます。また、避難計画に不備があった場合、その手順を見直し、改善策を導入することも重要です。

●見直しのタイミング④

BCP に基づいた訓練や演習を実施した後は、その結果を反映して BCP を見直しましょう。訓練や演習は、計画の実効性をテストし、現実に即した問題点を洗い出す絶好の機会です。訓練中に明らかになった課題や改善点を BCP に反映させることで、計画の信頼性を向上させることができます。

例えば、訓練中にスタッフ間の連携がうまくいかず、混乱が生じた場合、その原因を特定し、連携を強化するための新しい手順やツールを BCP に追加することが考えられます。

2）BCPの見直し方法

BCPの見直しにおいて、まず最初に行うべきステップは、現状分析とリスクアセスメントです。これは、組織の現在の状況や周囲のリスク環境がどのように変化しているかを評価するプロセスです。
リスクアセスメントを通じて、計画に新たなリスクを追加したり、既存のリスクに対する対応策を強化することが可能です。これにより、BCPが現実に即したものとなり、組織が直面する可能性のあるリスクに対して適切な準備を整えることができます。

次に、現場で実際にBCPを運用するスタッフや他の関係者からのフィードバックを収集します。現場のスタッフは、実際にBCPに従って行動するので、ヒアリングを通じて、計画の実際の運用上の課題や、スタッフが感じている懸念点を把握し、それに基づいてBCPを修正します。例えば、避難経路に関する指示が不明瞭であった場合、その部分を見直し、より明確で理解しやすい指示を追加することが考えられます。

また、ヒアリングを通じて、スタッフのスキルや知識にギャップがある場合、それを埋めるための訓練プログラムをBCPに組み込むことも有効です。これにより、緊急時に必要な対応が迅速かつ的確に行われるようになります。

3）見直す際は各項目を検証する

BCPの見直しにおいては、計画の各項目を一つひとつ検証し、現状に即しているかどうかを確認します。特に、以下の項目に関しては、最新の情報を反映させることが重要です。

【連絡網】

すべての関係者の連絡先が最新であることを確認します。スタッフ、緊急時の連絡先、連携先医療機関や介護施設の連絡先、システムのサポートデスクの連絡先などが対象です。連絡先情報が古くなっている場合は、直ちに更新します。

【重要な連絡先と代替手段】

緊急時に備え、また、主要な連絡先にアクセスできない場合に備えて、代替手段を検討し、それを BCP に追加します。

【避難経路と避難所】

事業所や地域の避難経路と避難場所の情報が最新かどうかを確認します。特に、建物の構造変更や地域のインフラ整備が行われた場合には、これらの情報を更新する必要があります。

【サプライチェーン管理】

主要なサプライヤーの情報が最新であるかを確認し、緊急時にサプライチェーンが断たれた場合の代替サプライヤーや代替手段を BCP に記載します。

【データのバックアップと復旧計画】

データのバックアップが定期的に行われているか、復旧計画が現状に適しているかを確認します。IT システムが進化するにつれて、データの保護に関する新しい技術や手法を取り入れることも重要です。

これらの項目を定期的に検証し、必要に応じて修正を行うことで、BCP が訪問看護ステーションの現状に即したものに整えましょう。

4）訓練とシミュレーションの実施

BCP の見直しを行う際には、計画に基づく訓練やシミュレーションを実施することが非常に重要です。これにより、計画の実効性を実際にテストし、問題点を洗い出すことができます。

訓練やシミュレーションの実施には、以下の方法があります。

【机上シミュレーション】

ステーション内のミーティングなどで、仮想の災害シナリオに基づくシミュレーションを行い、初動の確認、意思決定のプロセスや対応手順を確認します。

【実地訓練】

スタッフ全員を対象に、実際の災害時を想定した訓練を行います。避難訓練や、緊急時の通信手段のテストなどが含まれます。

シミュレーションや訓練の結果、計画に問題が発見された場合、それらを修正し、BCP に反映させます。また、訓練のフィードバックをもとに、スタッフのスキルや知識に関するギャップを特定し、必要な教育や追加訓練を提供することも重要です。

5）ドキュメントの更新と共有

BCPの見直し結果はマニュアルやカードなど、記載があるすべてのドキュメント類に反映させます。そして、修正後はスタッフ全員に共有する必要があります。

古い情報が残っていると、混乱の原因になります。いつ、どの部分を修正したのかがわかるように、ドキュメントの更新の変更点を記録し、履歴を残すことが重要です。バージョン番号と更新日を明記し、過去のバージョンと区別できるようにしておくと最新版がわかりやすくなります。過去のバージョンをアーカイブとして保存し、必要に応じて参照できるようにしておきます。

変更点については、ミーティングなどでの情報共有を行い、特に手順が変更になる場合などは、全員で読み合わせや机上シミュレーションを行うのも効果的です。

＊

BCPは、訪問看護ステーションの利用者に、どのような状況下でも必要な訪問看護サービスを提供できるようにするためのものと言えます。BCPの見直しのタイミングを適切に選び、リスクアセスメントや訓練、スタッフのフィードバックを基に、計画を継続的に改善することで、BCPの実効性を高め、常に最新の状態に保つようにしましょう。

※ p86～107 の書式中の青字は例や解説となります。また、番号は厚生労働省のガイドラインに準じているため抜けている番号もあります。

補足 6：ハザードマップ

施設・事業所が所在するハザードマップを貼り付ける。下記ハザードポータルを活用。
https://disaportal.gsi.go.jp/

地震　南海トラフ地震　震度 7

津波　●●市到達 3 分、高さ 27 m

液状化　強（建物傾斜、下水道使用不可）

液状化の調べ方
① ハザードポータルで住所を入力
②「すべての情報から選択」を選ぶ
③「土地の特徴・成り立ち」を選ぶ
④「地形区分に基づく液状化の発生傾向図」を選択
⑤ 地図上に液状化の強弱の色が付く
⑥「解説」を選ぶと弱～強の色が表示される
強の場所は、地震発生時の液状化で
建物の沈下・傾斜、電柱等の沈下・傾斜、
下水道等の破損、マンホールの隆起が発生する。

土砂崩れ　施設までの道路が土砂災害のリスク　大

水害（洪水）　浸水深さ：5～10m

高潮、溜池等　浸水深さ：5～10 m

補足 7 ：自施設で想定される影響

東日本大震災の経験値として震度 7 の地域の復旧日数は、下記の通り。
震度 7 の場合、電力：1 週間、水道：3 週間、ガス：5 週間でほぼ復旧（リスクを考慮した日数）
震度 7 の場合、電力：3 日　、水道：1 週間、ガス：3 週間で 50% 復旧
震度 6 の場合、震度 7 の 50% 復旧を、復旧の目安と想定する

電力が復旧しないと、エレベーター、携帯電話、メールは使えない。

	当日	2日目	3日目	4日目	5日目	6日目	7日目	8日目	9日目
電力	自家発電機→			復旧	→	→	→	→	→
エレベーター	停止→			復旧	→	→	→	→	→
飲料水	備蓄分→							給水車	→
生活用水	貯水槽分→			井戸水	→	→	→	→	→
ガス	復旧	→	→	→	→	→	→	→	→
携帯電話	停止→			復旧	→	→	→	→	→
メール	停止→			復旧	→	→	→	→	→
道路	通行止め→		部分復旧→						

補足 8 ：優先業務の検討

様式 7- 災害で優先する業務 (出勤率 30%、発災後 6 時間) で必要な人員を計算
出勤可能者をイメージし、複数の業務ができるかを考える
逆に言えば、普段から複数の業務ができるように教育していくことが重要

優先業務	必要な職員数 [人]			
	朝	昼	夕	夜間
与薬介助	0.2	0.2	0.2	0
排泄介助	0.5	0.5	0.5	0.5
食事準備・介助	1.5	1.5	1.5	0
見守り	0.8	0.8	0.8	0.5
合計 (名)	3.0	3.0	3.0	1.0

補足９：建物・設備の安全対策（地震、水害）

建物関連（建築の専門家に判断いただく）

対象	対応策	備考
躯体（柱、壁、床）	柱の補強、Ｘ型補強を行う	予算化が必要
天井	天井の石膏ボードの落下防止を行う	
窓	廊下、出入口のガラス飛散防止フィルムの貼付け	

什器（家具、キャビネット・机）、パソコン等　転倒防止策を検討する

対象	対応策	備考
事務所の什器	キャビネットは転倒防止のため壁に固定する	
食堂の食器棚	壁を補強して転倒防止のため壁に固定する ガラス飛散防止フィルムの貼付け	
風呂場の棚	棚を壁に固定する	
風呂桶	床に固定する	
利用者居室の家具	家具の壁に固定する	
パソコン本体	机に固定する重要なデータは、バックアップをとり、保管する	
ディスプレイ	机に固定する	

建物外部の施設　ライフラインに関係するインフラが大丈夫か確認する

対象	対応策	備考
受水槽	土砂崩れで倒壊の可能性あり。防護壁を設置	
ＬＰガス	ＬＰガスボンベの固定を強化	
燃油タンク	地面への固定アンカーの腐食があり。金具交換	

水害対策関連　水害危険地域の場合は検討が必要

対象	対応策	備考
出入口	建物入口に止水板・防水扉配備	予算化が必要
施設周辺	側溝や排水溝は掃除	
逆流防止	風呂、トイレ等の排水溝からの逆流防止	
屋外重要設備	受電・変電設備の浸水対策	

補足 10：電気、ガス、生活用水が止まった場合の対策

電気

稼働させるべき設備及び必要な備品	代替策	備考
医療機器：喀痰吸引、人工呼吸器など	自家発電機：400Kw x 8 時間使用可能。燃料は●●。ガソリンスタンド●●と優先供給協定を締結する。 ・電気なしでも使える代替品（乾電池や手動で稼働するもの）の準備や業務の方策を検討する。	医療機器等の予備バッテリーを準備
情報機器：パソコン、テレビ、インターネットなど		
冷蔵庫・冷凍庫：夏場は暑さ対策として保冷剤等を用意		
照明器具、冷暖房器具	乾電池：単一●本、単二●本、単三●本、単四●本	【様式6】- 災害に記入
その他、代替の電源を考える	自動車のバッテリーや電気自動車の電源を活用することも有用である。	
	自動車のシガレットの変換器	スマホの充電、照明には利用できる
	太陽光パネルの設置	

ガス

稼働させるべき設備及び必要な備品	代替策	備考
暖房機器	湯たんぽ、毛布、使い捨てカイロ、灯油ストーブ	暖房器具とその燃料を準備
調理器具	カセットコンロ、ホットプレート	火力が弱いので大量の調理には向かない
	ＬＰガスボンベ＋五徳コンロを備蓄する	ガス業者等からのレンタルの可否の確認
給湯設備	入浴は中止し、清拭	
その他、代替の熱源を考える	都市ガスをＬＰガスに替える	

飲料水

稼働させるべき設備及び必要な備品	代替策	備考
飲料	日に●リットルをペットボトルで取る	
食事	アルファ米のために必要	
口腔ケア	職員数に応じてサービス提供	

生活用水

稼働させるべき設備及び必要な備品	代替策	備考
入浴	当面、休止し、清拭	
トイレ	簡易トイレ、仮設トイレを使用	バケツで流す場合大 14L × 1 回、小 9L × 3 回 = 41L/ 日 / 人
清掃、消毒	日に●リットルを使用	

通信

稼働させるべき設備及び必要な備品	代替策	備考
スマートフォン	発電機で充電	
ＭＣＡ無線機	無線機用の乾電池を備蓄	

情報システム

稼働させるべき設備及び必要な備品	代替策	備考
パソコン	発電機で電源を供給	
プリンター	発電機で電源を供給	
ＷｉＦｉ	発電機で電源を供給	

衛生面

稼働させるべき設備及び必要な備品	代替策	備考
水洗トイレ	仮設トイレ	
	簡易トイレ	
	オムツ	

補足 11：利用者の安否確認シート

負傷している場合は、医療機関へ搬送を要請する

フロア：　　　　　　　　　エリア・ユニット：

	フロア：		エリア・ユニット：	
No	ご利用者氏名	部屋番号	安否確認	容態・状況
1			無事 ・ 負傷 ・ 不明 ・ 外出 ・ 死亡	
2			無事 ・ 負傷 ・ 不明 ・ 外出 ・ 死亡	
3			無事 ・ 負傷 ・ 不明 ・ 外出 ・ 死亡	
4			無事 ・ 負傷 ・ 不明 ・ 外出 ・ 死亡	
5			無事 ・ 負傷 ・ 不明 ・ 外出 ・ 死亡	
6			無事 ・ 負傷 ・ 不明 ・ 外出 ・ 死亡	
7			無事 ・ 負傷 ・ 不明 ・ 外出 ・ 死亡	
8			無事 ・ 負傷 ・ 不明 ・ 外出 ・ 死亡	
9			無事 ・ 負傷 ・ 不明 ・ 外出 ・ 死亡	
10			無事 ・ 負傷 ・ 不明 ・ 外出 ・ 死亡	
11			無事 ・ 負傷 ・ 不明 ・ 外出 ・ 死亡	
12			無事 ・ 負傷 ・ 不明 ・ 外出 ・ 死亡	
13			無事 ・ 負傷 ・ 不明 ・ 外出 ・ 死亡	
14			無事 ・ 負傷 ・ 不明 ・ 外出 ・ 死亡	
15			無事 ・ 負傷 ・ 不明 ・ 外出 ・ 死亡	
16			無事 ・ 負傷 ・ 不明 ・ 外出 ・ 死亡	
17			無事 ・ 負傷 ・ 不明 ・ 外出 ・ 死亡	
18			無事 ・ 負傷 ・ 不明 ・ 外出 ・ 死亡	
19			無事 ・ 負傷 ・ 不明 ・ 外出 ・ 死亡	
20			無事 ・ 負傷 ・ 不明 ・ 外出 ・ 死亡	

補足 12：職員の安否確認シート

フロア：　　　　　　　　　エリア・ユニット：

No	氏名	安否確認	自宅状況	家族の安否	出勤可否
1		無事・負傷 不明・死亡	問題なし 半壊・全壊	無事・負傷 / 死亡 備考（　　　）	可能・不可能 備考（　　　）
2		無事・負傷 不明・死亡	問題なし 半壊・全壊	無事・負傷 / 死亡 備考（　　　）	可能・不可能 備考（　　　）
3		無事・負傷 不明・死亡	問題なし 半壊・全壊	無事・負傷 / 死亡 備考（　　　）	可能・不可能 備考（　　　）
4		無事・負傷 不明・死亡	問題なし 半壊・全壊	無事・負傷 / 死亡 備考（　　　）	可能・不可能 備考（　　　）
5		無事・負傷 不明・死亡	問題なし 半壊・全壊	無事・負傷 / 死亡 備考（　　　）	可能・不可能 備考（　　　）
6		無事・負傷 不明・死亡	問題なし 半壊・全壊	無事・負傷 / 死亡 備考（　　　）	可能・不可能 備考（　　　）
7		無事・負傷 不明・死亡	問題なし 半壊・全壊	無事・負傷 / 死亡 備考（　　　）	可能・不可能 備考（　　　）
8		無事・負傷 不明・死亡	問題なし 半壊・全壊	無事・負傷 / 死亡 備考（　　　）	可能・不可能 備考（　　　）
9		無事・負傷 不明・死亡	問題なし 半壊・全壊	無事・負傷 / 死亡 備考（　　　）	可能・不可能 備考（　　　）
10		無事・負傷 不明・死亡	問題なし 半壊・全壊	無事・負傷 / 死亡 備考（　　　）	可能・不可能 備考（　　　）
11		無事・負傷 不明・死亡	問題なし 半壊・全壊	無事・負傷 / 死亡 備考（　　　）	可能・不可能 備考（　　　）
12		無事・負傷 不明・死亡	問題なし 半壊・全壊	無事・負傷 / 死亡 備考（　　　）	可能・不可能 備考（　　　）
13		無事・負傷 不明・死亡	問題なし 半壊・全壊	無事・負傷 / 死亡 備考（　　　）	可能・不可能 備考（　　　）
14		無事・負傷 不明・死亡	問題なし 半壊・全壊	無事・負傷 / 死亡 備考（　　　）	可能・不可能 備考（　　　）
15		無事・負傷 不明・死亡	問題なし 半壊・全壊	無事・負傷 / 死亡 備考（　　　）	可能・不可能 備考（　　　）
16		無事・負傷 不明・死亡	問題なし 半壊・全壊	無事・負傷 / 死亡 備考（　　　）	可能・不可能 備考（　　　）
17		無事・負傷 不明・死亡	問題なし	無事・負傷 / 死亡 備考（　　　）	可能・不可能 備考（　　　）
18		無事・負傷 不明・死亡	問題なし 半壊・全壊	無事・負傷 / 死亡 備考（　　　）	可能・不可能 備考（　　　）
19		無事・負傷 不明・死亡	問題なし 半壊・全壊	無事・負傷 / 死亡 備考（　　　）	可能・不可能 備考（　　　）
20		無事・負傷 不明・死亡	問題なし 半壊・全壊	無事・負傷 / 死亡 備考（　　　）	可能・不可能 備考（　　　）

補足 13：重要業務の継続

様式 7 - 災害と同じ復旧想定にする。この場合、震度 6 で停電 3 日、断水 7 日
震度 7 の想定は、停電 7 日、断水 3 週間

経過 目安	夜間職員のみ	発災後 6 時間	発災後 1 日	発災後 3 日	発災後 7 日
出勤率	出勤率 3%	出勤率 30%	出勤率 50%	出勤率 70%	出勤率 90%
在庫量	在庫 100%	在庫 90%	在庫 70%	在庫 20%	在庫正常
ライフライン	停電、断水	停電、断水	停電、断水	断水	復旧
業務基準	職員・入所者の安全確認のみ	安全と生命を守るための必要最低限	食事、排泄中心その他は休止もしくは減	一部休止、減とするが、ほぼ通常に近づける	ほぼ通常どおり
給食	休止	必要最低限のメニューの準備	飲用水、栄養補給食品、簡易食品、炊き出し	炊き出し光熱水復旧の範囲で調理開始	炊き出し光熱水復旧の範囲で調理開始
食事介助	休止	応援体制が整うまでなし必要な利用者に介助	必要な利用者に介助	必要な利用者に介助	必要な利用者に介助
口腔ケア	休止	応援体制が整うまでなし	応援体制が整うまでなし	適宜介助	ほぼ通常どおり
水分補給	応援体制が整うまでなし	飲用水準備必要な利用者に介助	飲用水準備必要な利用者に介助	飲用水準備必要な利用者に介助	飲用水準備ほぼ通常どおり
入浴介助	失禁等ある利用者は清拭	適宜清拭	適宜清拭	適宜清拭	光熱水が復旧しだい入浴

（出典）令和元年度社会福祉推進事業「社会福祉施設等におけるＢＣＰの有用性に関する調査研究事業」（提供）
社会福祉法人 若竹会 非常災害等対策計画（一部抜粋）

補足 14：連携体制の構築

【連携関係のある施設・法人】

施設・事業所・法人名	連絡先	連携内容

【連携関係のある医療機関（協力医療機関等）】

医療機関名	連絡先	連携内容

【連携関係のある社協・行政・自治会等】

名称	連絡先	連携内容

様式1：推進体制の構成メンバー

施設・事業所の状況に合わせて、「感染対策委員会」等の体制も参考に、対策本部の体制を構築する。

感染症と同じ体制でも良い。　自然災害対応の役割は青字で例示してあるので、見直すこと

担当者名／部署名	対策本部における職務（権限・役割）	
理事長　●●　●● 電話 :090-XXXX-XXXX 代行　理事　●●　●● 電話 :090-XXXX-XXXX	対策本部長	・対策本部組織の統括、全体統括 ・緊急対応に関する意思決定
事務局長　●●　●● 電話 :090-XXXX-XXXX 代行　事務次長　●●　●● 電話 :090-XXXX-XXXX	事務局長	・対策本部長のサポート ・対策本部の運営実務の統括 ・関係各部署への指示
事務次長　●●　●● 電話 :090-XXXX-XXXX 代行　事務主任　●●　●● 電話 :090-XXXX-XXXX	事務局メンバー	・事務局長のサポート ・関係各部署との窓口 ・社外対応の窓口
施設長　●●　●● 電話 :090-XXXX-XXXX 代行　主任　●●　●● 電話 :090-XXXX-XXXX	広報・情報班	・社外対応（指定権者） ・医療機関との連携・関連機関、他施設、関連業者との連携 ・ホームページ、広報、地域住民への情報公開 ・活動記録を取る
主任　●●　●● 電話 :090-XXXX-XXXX 代行　主任代理　●●　●● 電話 :090-XXXX-XXXX	設備・調達班	・感染防護具の管理、調達 ・災害の事前対策の実施 ・災害発生時の物資の調達
施設長　●●　●● 電話 :090-XXXX-XXXX 代行　主任　●●　●● 電話 :090-XXXX-XXXX	現場責任者	・施設内の統括 ・保健所、医療機関、受診・相談センターへの連絡 ・利用者、ご家族、職員への情報提供・発信
嘱託医　●●　●● 電話 :090-XXXX-XXXX 代行　看護職員　●●　●● 電話 :090-XXXX-XXXX	医療・看護班	・感染拡大防止対策に関する統括 ・感染防止策の策定、教育・医療ケア
主任　●●　●● 電話 :090-XXXX-XXXX 代行　介護リーダー　●●　●● 電話 :090-XXXX-XXXX	介護班	・介護業務の継続
給食職員　●●　●● 電話 :090-XXXX-XXXX 代行　介護リーダー　●●　●● 電話 :090-XXXX-XXXX	給食班	・給食業務の継続

様式 2：施設外・事業所外連絡リスト

（注）施設・事業所の状況に応じて、機関種別の追加・削除・修正してください。
（注）施設・事業所の状況に応じて、各機関で具体的な連絡先を記入してください
（注）このリストを印刷した紙を普段利用し、訂正が必要な所を朱書きし、BCP 更新時にファイルを見直すと良い。

行政、医療機関、委託業者・取引先などの連絡先を予め確認し、本様式に記入する（別途作成されている場合は、作成不要）。

連絡先は、できれば複数名にすると良い。　感染症と共用にする場合は青字の機関を追加する。

機関種別	名称	担当者	部署	電話番号	メールアドレス	住所	備考
例）保健所	●●保健所	○○課長	総務	03-XXXX-XXXX 090-XXXX-XXXX	XXXX@xxxxxx	○○県△△市■■町	代行者：●● 電話：090-XXXX-XXXX
地域医療機関							
受診・相談センター							
保健所							
自治体							
関連機関							
関係業者							
調達先							
地域住民							
職員兼務先は個人情報のため、別でファイル							
建物							
エレベーター							
電気							
水道							
ガス							
電話							
インターネット							
自動車							
ガソリンスタンド							
購入業者							
委託業者							
給食関係							

様式 3：職員、入所者・利用者　体温・体調チェックリスト

属性	(いずれかに○)：　職員　・　入所者・利用者
チェック対象者の氏名	①　②　③　④　⑤　⑥　⑦　⑧　⑨　⑩

月日 / チェック項目		/	/	/	/	/	/	/	/	/	/	/	/	/	/	/

様式４：感染（疑い）者・接触（疑い）者管理リスト

＜感染（疑い）者＞

報告日	感染者 / 感染疑い者	属性（いずれかに○）	所属（職員の場合）	氏名	感染者区分	発症日	出勤可能日（見込）	発症日から２日前までの間の行動（感染（疑い）者が会った職員名・触った事業所箇所等）	管理完了
/		職員 / 入所者 / 出入り業者			本人 / 同居家族	/	/		
/		職員 / 入所者 / 出入り業者			本人 / 同居家族	/	/		
/		職員 / 入所者 / 出入り業者			本人 / 同居家族	/	/		
/		職員 / 入所者 / 出入り業者			本人 / 同居家族	/	/		

＜接触（疑い）者＞

報告日	接触者 / 接触疑い者	属性（いずれかに○）	所属（職員の場合）	氏名	感染者区分	発症日	出勤可能日（見込）	接触した感染（疑い）者の職員名・利用者、状況等	管理完了
/		職員 / 入所者 / 出入り業者			本人 / 同居家族	/	/		
/		職員 / 入所者 / 出入り業者			本人 / 同居家族	/	/		
/		職員 / 入所者 / 出入り業者			本人 / 同居家族	/	/		

（参考）新型コロナウイルス感染症の場合における接触者の特定の例

- 新型コロナウイルス感染が疑われる者と同室または長時間の接触があった者
- 適切な感染の防護なしに新型コロナウイルス感染が疑われる者を診察、看護もしくは介護していた者
- 新型コロナウイルス感染が疑われる者の気道分泌液もしくは体液、排泄物等の汚染物質に直接触れた可能性が高い者
- 手で触れることの出来る距離（目安として１メートル）で、必要な感染予防策なしで、新型コロナウイルス感染が疑われる者と 15 分以上の接触があった者

様式5：（部署ごと）職員緊急連絡網

地震の場合、出勤可能の判断情報を備考に追記する

職員の緊急連絡先を予め確認し、本様式に記入する（別途作成されている場合は、作成不要）。

氏名	部署	役職	電話番号	携帯電話		備考
				電話番号	メールアドレス	
（例）●● ●●	総務	課長	03-XXXX-XXXX	090-XXXX-XXXX	XXXX@xxxxx	徒歩：●分、車：●分●●市●●地区

様式 6- 災害：備蓄品リスト

感染症対策編との兼用可

備蓄品の管理をするため記入する。（※必要に応じてシートをコピーして使用。）

【感染防止】 この感染防止は、感染症編と同じでも良い

No.	区分	品目	備蓄量		必要量	過不足量	単位	保管場所	担当者	調達先	備考
			目安	備蓄量							
1		マスク（不織布製マスク）									
2		サージカルマスク									
3		体温計（非接触型体温計）									
4		ゴム手袋（使い捨て）									
5		フェイスシールド									
6		ゴーグル									
7		使い捨て袖付きエプロン									
8		ガウン									
9		キャップ									
10		次亜塩素酸ナトリウム液									
11		消毒用アルコール									
12		ガーゼ・コットン									
13		トイレットペーパー									
14		ティッシュペーパー									
15		保湿ティッシュ									
16		石鹸・液体せっけん									
17		紙おむつ									
18											
19											
20											
21											
22											
23											
24											
25											

自然災害用の備蓄品リストを作成します。

備蓄品の管理をするため記入する。（※必要に応じてシートをコピーして使用。）

【ライフライン対応】

No.	区分	品目	備蓄量		必要量	過不足量	単位	保管場所	担当者	調達先	備考
			目安	備蓄量							
1	電気	発電機（LPガス）	1	1	1	0	台	屋外倉庫	施設長	ー	1.5kVA
2		発電機燃料（LPガス）	50				Kg				LPガス50kg容器満タンで約74時間使用可能。
3		発電機オイル									メーカーに確認要
4		電源リール	1				台				10～30m
5		テーブルタップ	1				本				
6	ガス	LPガス									
7		五徳	1				台				
8		着火ライター	1				台				
9	水道	ポリタンク	10				個				20リットル/個
10	通信手段	ラジオ									
11		トランシーバー									施設内の通話用
12		携帯電話充電器									
13		モバイル・バッテリー									
14	情報機器	パソコン									
15		プリンター									
16		データバックアップ・ハードディスク									
17	照明機器	ヘッドライト									
18		懐中電灯									
19		投光器									
20		ランタン									
21		乾電池									
22		ろうそく									
23		マッチ									
24		ライター									
25											

【ライフライン】【防災備品】

No.	区分	品目	備蓄量		必要量	過不足量	単位	保管場所	担当者	調達先	備考
			目安	備蓄量							
1	冷暖房	石油ストーブ									
2		灯油									
3		カイロ									
4		湯たんぽ									
5		保冷剤									
6		扇風機									
7	水害対策	土のう									
8		ゴムボート									職員分
9	避難用具	ヘルメット									職員分
10		防災頭巾									利用者分
11		メガホン、拡声器	1				台				
12		担架	2				式				
13		リヤカー	1				台				
14		車椅子	5				基				
15		携帯用酸素吸入器	2				式				
16		救助工具セット	1				式				
17		大型テント	1				張				屋外避難用
18		ブルーシート	10				枚				雨漏り対策にも利用
19		ロープ	100				m				
20		ガムテープ									
21	職員衣服	軍手									
22		雨合羽									
23		防寒具									
24	交通手段	バイク									
25		自転車									
20	現金	現金									
21											
22											
23											
24											
25											

【防災備品】

No.	区分	品目	備蓄量		必要量	過不足量	単位	保管場所	担当者	調達先	備考
			目安	備蓄量							
1	衛生用品	紙おむつ									
2		尿パッド									
3		ドライシャンプー									
4		歯ブラシ									
5		石けん									
6		タオル									
7		肌着									
8		生理用品									
9		ビニール袋									
10	トイレ	トイレ									
11		簡易トイレ									
12		仮設トイレ									
13	睡眠	トイレットペーパー									
14		睡眠									
15		段ボールベッド									職員、避難者用
16		毛布									
17		寝袋									
18											
19											
20											
21											
22											
23											
24											
25											
20											
21											
22											
23											
24											
25											

【飲料、食品】 ７日分の献立表を作成し、必要な食品を考える。利用者に合わせて考える①常食、②軟菜食、③ソフト食 / ペースト食 / ゼリー食

No.	区分	品目	備蓄量		必要量	過不足量	単位	保管場所	担当者	調達先	備考
			目安	備蓄量							
1	飲料	飲料水（２リットル / 本）	300				本				3リットル / 人 / 日
2		ジュース類（果物、野菜）									
3		お茶									
4	食品	保存食（アルファ化米）									
5		米（無洗米）									
6		レトルト粥									
7		缶詰									
8		経管栄養食									
9		高カロリー食									
10		インスタント食品									
11		栄養ドリンク									
12	衛生用品	紙コップ、紙皿									
13		割り箸、使い捨てスプーン									
14		ペーパーナプキン、ティッシュペーパー									
15		ペーパータオル、ウェットティッシュ									
16		ラップ、ポリ袋、ゴミ袋									
17	厨房関連	カセットコンロ、カセットボンベ									
18		ホットプレート									
19		屋外用コンロ（かまど）									
20		ナベ、調理器具									
21											
22											
23											
24											
25											
20											
21											
22											
23											
24											
25											

【医薬品・衛生用品・日用品】

No.	区分	品目	備蓄量		必要量	過不足量	単位	保管場所	担当者	調達先	備考
			目安	備蓄量							
1	医薬品	消毒剤薬	300				本				
2		脱脂綿、絆創膏									
3		包帯、三角巾									
4		ウェットティッシュ									
5											
6											
7											
8											
9											
10											
11											
12											
13											
14											
15											
16											
17											
18											
19											
20											
21											
22											
23											
24											
25											
20											
21											
22											
23											
24											
25											

【医薬品・衛生用品・日用品】

No.	区分	品目	備蓄量		必要量	過不足量	単位	保管場所	担当者	調達先	備考
			目安	備蓄量							
1		ホワイトボード	300				本				
2		マーカー（黒、赤）									
3		黒板けし									
4		BCP マニュアル									情報伝達用
5		持ち出しファイル									
6		記録用紙									
7		筆記用具									情報伝達用
8		模造紙									情報伝達用
9		付箋紙									
10		養生テープ									ネームプレートにも利用可
11		ガムテープ									ネームプレートにも利用可
12		サインペン									
13		施設レイアウト図									
14		周辺地域地図									地図はＡ３サイズ以上
15		推進体制図									
16		連絡先リスト									
17											
18											
19											
20											
21											
22											
23											
24											
25											
20											
21											
22											
23											
24											
25											

様式 7- 災害：業務分類（優先業務の選定）（災害用）

施設の業務を重要度に応じて４段階に分類し、出勤状況を踏まえ縮小・休止する。入所者・利用者の健康・身体・生命を守る機能を優先的に維持する。（出勤率をイメージしながら作成。）

※：電気の復旧が３日は震度６の想定。震度７では７日に復旧の想定

分類名称	定義	業務例	出勤率			
			30%（発災後６時間）	50%（発災後３日）	70%（発災後７日）	90%（21 日）
業務の基本方針			生命・安全を守るために必要最低限のサービスを提供、徒歩で出勤可能者で対応、発災後数日、職員は施設泊	食事、排泄を中心、その他は休止または減電気復旧（※）。道路仮復旧。被災者出勤不可	一部休止するがほぼ通常通り応援者の支援あり	ほぼ通常通り水道復旧。ガスは LP の想定
A: 継続業務	・優先的に継続する業務 ・通常と同様に継続すべき業務	食事、排泄、医療的ケア、清拭　等	食事（災害時メニュー、朝夕のみ）排泄（オムツを利用）、医療的ケア（必要最低限）	食事（災害時メニュー、簡易食品）排泄（ほぼ通常通り）、医療的ケア（ほぼ通常通り）、清拭	食事（ほぼ通常通り）排泄（ほぼ通常通り）、医療的ケア（ほぼ通常通り）、清拭	食事（通常のメニュー）排泄、医療的ケア（ほぼ通常通り）、清拭
B: 追加業務	・災害復旧、事業継続の観点から新たに発生する業務	【インフラ対策】電気用燃料確保、発電機の点検、飲料水、生活用水の確保、ガスの調達その他物資の調達。修理の依頼 【人員対策】出勤者の確保、シフト調整応援者の手配、教育委託業務の提供、中止に対する対応	電気用燃料確保、発電機の点検飲料水、生活用水の確保ガスの調達、その他物資の調達。修理の依頼出勤者の確保、シフト調整施設内、法人内応援者の手配行政、関連団体等への応援要請、給食、清掃、洗濯業務の見直し	飲料水、生活用水の確保ガスの調達、その他物資の調達。修理の依頼応援者の受入、教育法人内の玉突き支援、行政、関連団体等への応援要請、給食、清掃、洗濯業務の見直し	飲料水、生活用水の確保ガスの調達、その他物資の調達。修理の依頼職員の復帰に合わせ応援者の縮小、法人内の玉突き支援、行政、関連団体等への情報提供、給食、清掃、洗濯業務の正常化	ガスの調達、その他物資の調達。修理の依頼、職員の復帰に合わせ応援者の縮小、法人内の正常化行政、関連団体等への情報提供、給食、清掃、洗濯業務の正常化
C: 削減業務	・規模、頻度を減らすことが可能な業務	入浴、機能訓練、口腔ケア、洗顔、洗濯、掃除　等	入浴（休止）、機能訓練（休止）、うがい洗顔（休止）洗濯（休止）。ディスポシーツで対応清掃（感染対策のみ）	入浴（休止）。適宜清拭機能訓練（褥瘡・拘縮予防）、うがい洗顔（必要者に清拭）、洗濯（必要最低限）、清掃（感染対策のみ）	入浴（休止）。適宜清拭機能訓練（褥瘡・拘縮予防）、適宜口腔ケア、洗顔（必要者に清拭）、洗濯（必要最低限）、清掃（感染対策のみ）	入浴（ほぼ通常通り）、機能訓練（ほぼ通常通り）、口腔ケア（ほぼ通常通り）、洗顔（ほぼ通常通り）洗濯（ほぼ通常通り）、清掃（ほぼ通常通り）
D: 休止業務	・上記以外の業務		以下の休止 ・事務管理業務・研修、教育、各種委員会活動・レクリエーション・利用者に代わって行う行政機関等への手続・利用者とその家族の交流・利用者の外出の機会	以下の休止 ・事務管理業務・研修、教育、各種委員会活動・レクリエーション・利用者に代わって行う行政機関等への手続・利用者とその家族の交流・利用者の外出の機会	以下の縮小（実施回数の制限） ・事務管理業務・研修、教育、各種委員会活動・レクリエーション・利用者に代わって行う行政機関等への手続・利用者とその家族の交流・利用者の外出の機会	以下の縮小（実施回数の制限） ・事務管理業務・研修、教育、各種委員会活動・レクリエーション・利用者に代わって行う行政機関等への手続・利用者とその家族の交流・利用者の外出の機会

付随する短期入所事業（ショートステイ）について、介護者のレスパイトを理由とした利用を休止（縮小）する（在宅サービスの縮小による受け皿とする）

様式 8：来所者立ち入り時体温チェックリスト

月日	立ち入り 時間	退出時間	企業名 (利用者のご家族の場合は記入不要)	氏名	訪問先 (立ち入り者名／担当者名など)	検温結果 (体温を記載)	備考

様式9：災害時利用者一覧表（安否確認優先順位）

発災時に、優先的に安否確認の必要な利用者へ早期の対応ができるように、事業所内で事前に把握しておきましょう。

事業所名：　　　　　　　　　　　　　　　　　　　　　　　　　　作成：　　年　月　日

No	優先順位※			地域区分	氏名（年齢）	住所（自治会）	想定される避難場所		特記	担当ケアマネ	安否確認できた日
	医療・介護	環境	避難				避難所	介護・医療機関			
1	人工呼吸器	○	（高）	△△地区	介護　太郎（75）	◇◇市☆☆町（△△自治会）		□□病院	高齢世帯、妻は要支援者、古い民家 ALS、ストレッチャー移動、胃ろう、吸引	佐藤	
2											
3											
4											
5											
6											
7											
8											
9											
10											
11											
12											
13											
14											
15											
16											
17											
18											
19											
20											

※優先順位の「医療・介護」、「環境」、「避難」は、優先順位を決める際の基準項目であり、順番に意味はない。避難支援の欄には、独居→（独）　高齢世帯→（高）　日中独居→（日）と記載する。

■引用・参考文献
1）介護施設・事業所における業務継続計画（BCP）作成支援に関する研修
〈https://www.mhlw.go.jp/stf/seisakunitsuite/bunya/hukushi_kaigo/kaigo_koureisha/douga_00002.html〉
2）、4）介護施設・事業所における自然災害発生時の業務継続ガイドライン（厚生労働省老健局　令和６年３月）
〈https://www.mhlw.go.jp/content/000749543.pdf〉
3）内閣府防災担当．事業継続ガイドラインーあらゆる危機的事象を乗り越えるための戦略と対応―（平成 25 年８月改訂）
〈https://www.bousai.go.jp/kyoiku/kigyou/pdf/guideline03.pdf〉
5）、6）、7）、8）、9）介護施設・事業所における感染症発生時業務継続ガイドライン厚生労働省老健局　令和６年３月）
〈https://www.mhlw.go.jp/content/001073001.pdf〉
10）「東日本大震災水道施設被害状況調査報告書」
〈https://www.mlit.go.jp/mizukokudo/watersupply/topics_bukyoku_kenkou_suido_houkoku_suidou_121214-1.html〉
11）避難情報に関するガイドライン
〈https://www.bousai.go.jp/oukyu/hinanjouhou/r3_hinanjouhou_guideline/〉
12）介護施設・事業所における感染症発生時の事業継続ガイドライン（厚生労働省老健局　令和６年３月）
〈https://www.mhlw.go.jp/content/001073001.pdf〉

3章

BCPカードを作成してみよう

3章 BCPカードを作成してみよう

1 とっさのときに、どこでも確認できるように

１章でも触れたように、BCPが必要になるのは突然に、というケースが多くなるはずです。特に、仕事柄事業所にいない時間の多い訪問看護師では、必要となるのは外出時ということが多いはずです。また、もし外出時にマニュアルを持っていたとしても、とっさのときに自分がどう動くべきかをマニュアルで確認するのは大変です。そのため、外出時に災害などに直面した際にしっかりと対応できるように、重要な事項をコンパクトに整理しておく必要があるでしょう。それが本章で紹介するBCPカードです。

本章でお示しするBCPカードはあくまでもサンプルです。読者のみなさん、それぞれの環境に合わせて、そぐわないものがあれば割愛し、足りないものがあれば追加していただき、使いやすいように自由に変更していただければ幸いです。２章で紹介したBCPのガイドライン中でも、BCPカードに入れることが勧められている項目もあるので参考にするのもよいでしょう。

なお、サイズには特に決まりはありません。自分が持ち歩きやすいもの、携帯を忘れないものにしましょう。たとえば、手帳型スマホケースを使っている人であれば、そこに入れておけば、まず持ち歩くのを忘れることはなくなるでしょう。なお、ここで紹介するBCPカードのサンプルはwebからダウンロードできます（p127参照）。

2 BCPカードの例

1）自分の情報

〇〇ステーション BCP 携行カード

自分の情報

氏名（ふりがな）	
血液型	
持病	
自宅住所	
自宅電話	
勤務先	
勤務先電話	
かかりつけ医	

ここに記しておくのは、氏名、血液型、持病、連絡先、かかりつけ医といった、訪問看護ステーションのスタッフに限ったことではなく、万が一、事故に遭ったときなどに備え、すべての人に持っていていただきたいものです。いわゆる救急安心カードのように、自分の医療情報などを記入しておきます。

2）BCP 発動条件

○○ステーション BCP 携行カード

BCP 発動条件

地震	震度 ＿＿ 以上
水害、 土砂災害	警戒レベル ＿＿ 以上
その他	訪問地域全域の大規模停電

どのような状況になったら BCP が発動されるのかは、言うまでもなく非常に重要なことです。管理者からの連絡がなくても、どのような状況になったら BCP 対応に移行するのか、必要時に確認できるよう携行しましょう。

3）BCP発動時　まず最初に取り組むこと

〇〇ステーションBCP携行カード

BCP発動時　まず最初に取り組むこと
事業所にいる場合

自分の 安全確保	安全確保、避難
事業所設備の 対応	火を止める ガス元栓を締める パソコン等システムを確認
自分の家族の 安否確認	家族の連絡先 ＊＊＊-＊＊＊＊-＊＊＊＊ ＊＊＊-＊＊＊＊-＊＊＊＊ ＊＊＊-＊＊＊＊-＊＊＊＊
スタッフの 安全確認	スタッフの安否確認 訪問可能スタッフ数を確認
利用者の 安全確認	リーダーの指示のもと、 利用者の状況確認

〇〇ステーションBCP携行カード

訪問中

自分の 安全確保	安全確保、避難
訪問中利用者 の安全確保	安全確保、避難 火・ガスを止める 利用者家族の安否確認
自分の家族の 安否確認	家族の連絡先 ＊＊＊-＊＊＊＊-＊＊＊＊ ＊＊＊-＊＊＊＊-＊＊＊＊ ＊＊＊-＊＊＊＊-＊＊＊＊
自分の状況を 連絡	BCP連絡網 ＊＊＊-＊＊＊＊-＊＊＊＊

左記内容はあくまでも記載例となります。

おおよそのステーションでは、このような内容を網羅しておけば十分だと考えますが、それぞれステーションの環境などによって変わってくるところでしょう。

「事業所にいる場合」「訪問中」「移動中」「勤務外（休暇）」「出社・帰宅途中にBCP発動となったら」「就業時間外にBCP発動となったら」などと、シチュエーションによって整理しておくと、確認がしやすくなり、すぐに行動ができます。

〇〇ステーション BCP 携行カード

移動中

自分の安全確保	安全確保、避難
自分の家族の安否確認	家族の連絡先 ＊＊＊-＊＊＊＊-＊＊＊＊ ＊＊＊-＊＊＊＊-＊＊＊＊ ＊＊＊-＊＊＊＊-＊＊＊＊
自分の状況を連絡	BCP 連絡網 ＊＊＊-＊＊＊＊-＊＊＊＊

勤務外（休暇）

安全確保	・自分の安全確保 ・家族の安全確保 ・家族の安否確認
自分の状況を連絡	BCP 連絡網 ＊＊＊-＊＊＊＊-＊＊＊＊

〇〇ステーション BCP 携行カード

出社・帰宅途中に BCP 発動となったら

- □ 自宅に近い場合は自宅に戻り自宅待機。
- □ 事業所に近い場合は事業所へ戻る。
- □ 駅等にいる場合は、公共交通機関等の指示に従い避難所等へ避難する。
- □ 職場以外にいる場合は、事業所に連絡する。
- □

就業時間外に BCP 発動となったら

BCP 連絡網

- □ ＊＊＊-＊＊＊＊-＊＊＊＊に連絡
- □ 指示に従って
  自宅待機または事業所へ出動

4）発動時から復旧への行動方針

○○ステーション BCP 携行カード

発動時から復旧への行動方針

自分の担当
＿＿＿＿＿＿＿＿＿＿＿＿＿＿＿＿
最初に取り組むこと
＿＿＿＿＿＿＿＿＿＿＿＿＿＿＿＿
＿＿＿＿＿＿＿＿＿＿＿＿＿＿＿＿
次に取り組むこと
＿＿＿＿＿＿＿＿＿＿＿＿＿＿＿＿
＿＿＿＿＿＿＿＿＿＿＿＿＿＿＿＿

防災担当、情報管理担当、連絡担当など役割を決めているステーションも多いでしょう。

BCPが発動して最初にすべきことが終われば、担当として役割を果たす必要があります。緊急対応は気持ちも焦りがちです。なにをすればよいのかわからないような状況に陥らないよう、「最初に取り組むこと」「次に取り組むこと」を整理して記しておきましょう。

4章

地域との連携

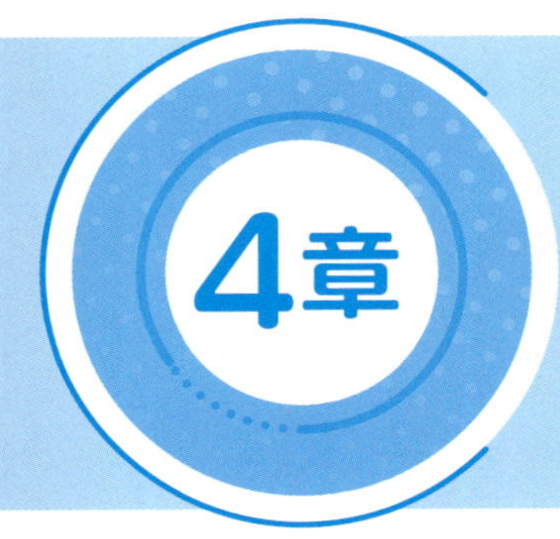

4章 地域との連携

いまや訪問看護ステーションは、大手の医療法人の所属だけでなく、小規模な会社経営のところも多くなっています。10年ほど前は、訪問看護ステーションの運営法人は医療法人が最も多い形態でしたが、近年は営利法人が最多となっています。たとえば、令和4年介護サービス施設・事業所調査の結果をみると、営利法人が61.5%と最多かつ6割を超えています[1)]。

訪問看護ステーションは、経費の多くが人件費であるため、事業を興すのに必要な設備も少なく大規模な資金が必要ではないために独立しやすく、結果、小規模なステーションが多くなっているわけです。小規模という点は日々の活動では問題となりませんが、いったん災害が起きると対応できるマンパワーが少ないなどのデメリットになってしまいます。こうしたデメリットを解消するために重要なのが地域の社会資源との連携です。

1 クリニック、病院との連携

まず、クリニック・病院との連携について考えてみましょう。クリニック、病院ともに、普段から訪問看護指示書をもらったり、利用者の主治医に連絡したり、直接訪ねたりと連携をしているはずです。BCP作成時には、日ごろ連携をとっている医療機関の連絡先は必ず入れておきましょう。利用者の主治医であれば、災害時など患者（利用者）についての指示を緊急で仰ぐ必要が生じる可能性もあります。

その際、クリニックや病院の代表番号ではなく、緊急時に連絡がつく電話番号、あるいは方法を確認しておきましょう。代表番号では、災害時などに直接、主治医に連絡が取れなくなる可能性があるからです。もし、緊急用の電話番号がないようであれば、緊急時に連絡をどうやってとるかということを相談しておきましょう。

緊急時の連絡先や方法などは、p92で紹介した様式に記入しておきます。

2 他事業所、介護保険事業者との連携

1）他事業所との連携

災害などで訪問が困難になってしまったら、自分たちの利用者の訪問をほかのステーションにお願いすることになります。もちろん、逆もありえます。そのため、緊急時の連絡先、依頼の手順（たとえば電話が通じなかったときはどのように連絡するかなど）、お互い緊急時に訪問を依頼したいケース（人工呼吸器、喀痰吸引など医療機器の使用している利用者）などについて、あらかじめ話し合いを行っておきましょう。協議内容が固まれば、連携協定書を締結し、BCPに写しを添付しましょう（p62）。

2）介護保険事業者との連携

ここで言う介護保険事業者とは通所や訪問系ではなく、グループホームや特別養護老人ホーム、老人保健施設といった介護保険施設などの居住系となります。相互に支援し合う連携関係を築いておきましょう。

看護師には、医療者の責務として医療資源を必要なところに届けるという責務があると思います。もちろん、BCP発動下では、自分たちのステーションの利用者への対応で手一杯となるかもしれませんが、医療者の責務という視点は持っていたいものです。

グループホームや介護保険施設、老人ホームなどは、認知症や医療依存度の高い利用者が多いものの、医療者の配置は少ないです。そのため、災害時などは特に、医療者の支援が必要な状況になっていると思います。そのようなとき、応援が可能な余力があれば協力するというスタンスをもつことが地域医療への貢献になるでしょう。DMAT（災害派遣医療チーム）なども動いているでしょうし、動ける余力があれば災害本部と連携をとりながら行動することになると思います。もちろん自分たちの利用者への支援が優先されますが、近隣の施設などを見回って状況を把握し、施設内の様子や必要な支援などを医療者の視点で正確な情報提供を行うことはできると思います。自分たちを社会資源として考え、可能なこと

は行っていくという姿勢は大切です。

●緊急避難先の選択肢として

介護保険施設であれば電源が確保できる可能性が高いため、人工呼吸器など医療機器を使用している利用者で、電源の有無が生命の危機につながる人の緊急避難先として連携をさせていただくことも考えられます。病院やクリニックだけでなく、介護保険施設も緊急避難先として選択肢に入るのです。

ただし、災害が起きてから突然に避難させてほしいといってもスムーズにはいかないでしょう。ふだんから連携し、関係を作っておくことが重要です。そのうえで利用者の受入などについて話し合いを行い、連携協定書を締結しましょう。BCP は研修や訓練が義務づけられています。実際に施設に赴き、非常用電源の置き場所を確認させてもらうなど、訓練を通じて顔なじみとなり、関係を構築することもできるでしょう。

社会資源は地域によって豊富だったり乏しかったりと、地域差が大きなものですが、自分たちの利用者の生命を守るために地域のリソースを活用するという視点をもっておくことは、社会資源の多寡にかかわらず重要です。そうした視点をもっておくと、万が一の際に取れる手段の幅が出ると思います。そのためにも、自ステーションがある地域の医療機関、介護保険事業所といった社会資源を常日頃から把握しておくよう心がけましょう。

■引用・参考文献
1）令和４年介護サービス施設・事業所調査の概況
〈https://www.mhlw.go.jp/toukei/saikin/hw/kaigo/service22/dl/kekka-gaiyou_1.pdf〉

5章

情報・データの保全

情報・データの保全

1 保全しておくべき必要最低限の情報とは

BCPが発動されたときどう動くべきか――これを決めるのが情報となります。電源を失うと生命の危険がある人工呼吸器や喀痰吸引などの医療機器を使っている利用者は誰か、同居家族はいるのか一人暮らしかなど、さまざまな条件を勘案して優先順位が決まります。BCPを作成していれば優先して訪問すべき利用者の一覧ができているはずですが、一人ひとりの詳細な情報までは添付されていません。そのため、利用者の生命を守るためにも情報の保全が重要となります。

では、保全しておくべき必要最低限の情報とはどの程度の範囲なのでしょうか？　これだけの情報があれば大丈夫とはなかなか言い切れるものではありませんが、いわゆるフェイスシート（訪問看護記録書Ⅰ、図表5-1参照）の内容に加え、カルテ（診療記録）情報（医療歴、薬歴、主訴、現病歴、検査結果、診断、治療計画、経過記録など）の内容があればよいかと考えます。

参考様式1

訪問看護記録書Ⅰ

No.1

利用者氏名		生年月日	年　月　日（　）歳
住　所		電話番号	（　）　―
看護師等氏名		訪問職種	保健師・助産師・看護師・准看護師 理学療法士・作業療法士・言語聴覚士
初回訪問年月日	年　月　日（　）　時　分～　時　分		
主たる傷病名			
現病歴			
既往歴			
療養状況			
介護状況			
生活歴			

	氏名	年齢	続柄	職業	特記すべき事項
家族構成					
主な介護者					
住環境					

No.2

訪問看護の依頼目的							
要介護認定の状況	自立　要支援（ 1 2 ）　要介護（ 1 2 3 4 5 ）						
ADLの状況 該当するものに○	移動	食事	排泄	入浴	着替	整容	意思疎通
自立 一部介助 全面介助 その他							
日常生活自立度	寝たきり度	J1　J2　A1　A2　B1　B2　C1　C2					
	認知症の状況	I　IIa　IIb　IIIa　IIIb　IV　M					
主治医等	氏　名						
	医療機関名						
	所在地						
	電話番号						
緊急時の主治医・家族等の連絡先							
指定居宅介護支援事業所、特定相談支援事業所、障害児相談支援事業所の連絡先							
関係機関	連絡先	担当者	備考				
保健・福祉サービス等の利用状況							

図表 5-1 訪問看護記録書 I の例 [1)]

BCP 発動時に必要な情報ですから、災害時にすぐ動くために必要な情報はと考えると、やはり利用者についての情報となるでしょう。通常訪問の利用者であれば、たとえしばらく訪問ができなくても危険性はそれほど高くありません。生命の危機というリスクが高いのは、やはり医療機器を使っていたり、健康状態が悪くショック状況が悪影響を与える利用者です。そうした利用者については、ある程度詳細な医療情報が必要となるでしょう。緊急時の連絡先や方法などは、p92 で紹介した様式に記入しておきます。

2 災害時に必要な情報にアクセスするために

では、災害時にそうした情報を確実に閲覧できるようにするには、どのような備えが必要になるか考えてみましょう。

従来は、多くの訪問看護ステーションが書類という形で情報を管理していたと思います。しかし、紙は燃えてしまいますし、水害を受ければ流れてしまったり読めなくなってしまいます。なによりも保管場所に辿り着くことができないと利用することもできません。つまり、情報・データの保全という意味では、紙でのみ保存しておくのは、とても危険なことなのです。

では、電子データにしておけばよいかといえば、そう単純な話ではありません。ステーションのローカルコンピュータ（日常で使用しているコンピュータ）にデータを保存していたり、あるいはサーバーで管理していたとしても、データサーバーがステーション内にあるのでは、停電や浸水に遭ってしまったらデータを利用することはできません。実際、大規模病院でも東日本大震災の際に電子カルテのシステムがダウンして、患者のデータを活用できなくなるということも起きました。

1）クラウドサービスを利用する

では、どのように情報・データを保全すればいいのかについては、クラウドサービスを利用するのが一番です。よく耳にする言葉ですし、すでにご存じの読者も多いでしょう。厳密にはさまざまな形態がありますが、ごく簡単に説明をすれば、クラウドとは図表 5-2 のようにインターネット上にデータを保管し、PC やスマートフォン、タブレットなどの端末でデータにアクセスします。

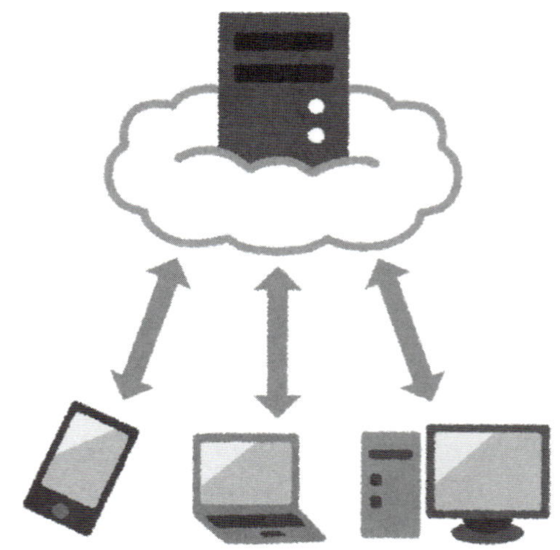

図表 5-2 データをインターネット上に保管するクラウドサービス

クラウドサービスでは、サービスを提供する事業者がデータをデータセンターに保管します。事業者のデータセンターは極めて堅牢に構築されていますので、災害で簡単にダウンするといったことはまずありません。停電時もデータサーバーはステーションと違う地域に置かれていることがほとんどでしょうから、スマートフォンやタブレットといった情報端末が使えればデータにアクセスすることが可能です。

災害によっては通信障害が発生することもありますが、災害時のライフラインの復旧順は①電気、②水道、③ガスで、電気の復旧の優先順位としては病院、交通、通信、なので、比較的早い段階で復旧します。また通信会社によって災害用基地局の設置なども行われますので、最初に復旧する可能性が高いのが通信です。上述のように情報端末さえあれば、どこからでもデータにアクセスすることが可能となるため、現状では、クラウドサービスを利用して情報の保全を図るのが最善だと言えるでしょう。

利用者の状況によっては、いかに早く動けるかが生命にかかわってきます。たとえば、大規模停電が起きたときなど、医療機器を使っている利用者を最優先で回り状況をできるだけはやく確認することが重要です。初動と優先順位にかかわる情報の保全は、しっかりと体制を整えておきましょう。

■引用・参考文献
1）保医発 0327 第 2 号 令和 2 年 3 月 27 日　訪問看護計画書等の記載要領等について
〈https://www.mhlw.go.jp/content/12400000/000613544.pdf〉